姚香雄◎著

觀象察病

——如何解讀疾病的訊號

我寫這本書的目的——代序

我執業三十八年來，最常聽到患者的一句話是：「醫生，以前什麼症狀也沒有，爲什麼會突然出現這毛病？」是真的「什麼症狀也沒有」嗎？嚴格地說，大多數疾病不會「突然」出現，不會一點也沒預告的，就是急烈的中風、心臟病，也會有一些訊號，問題是，大多數人對這些預告訊號不明白或不予留意。

人體是一個十分完整而互相配合的機體，其中任何器官或系統的機能出現問題時，會引起整個系統的協調和配合出現不「圓滑」現象，這些「現象」就是異象——異於正常的現象，有時出現在「出事」的器官和系統上，有時出現在看似完全無關的另外一器官和系統；這就是容易造成我們「不覺」、錯過的地方。

本書，就是將這些「異象」剖釋出來，讓我們能看出它背後的面目，解讀它的眞相，明瞭它的預告意義。這樣，我們能預早知道自己或許會患上什麼毛病，能及早請有關醫生診治，令嚴重疾病不會「突然」出現。

這對防病有著積極的作用。

如果已知自己有了某些病，也可從「異象」的變化，知道自己的疾病去向——朝向痊癒之路或逆向惡化；也或有助醫生的診斷用藥，或甚至提醒自己必須另找專科診治。

許多「異象」其實可能只是小小的症象，本書比較小心地從小症象開始，希望讀者能習慣觀察和感覺任何微小的身體變異，重視這些身體預告，及時瞭解自己的健康狀態。

我想特別要提醒大家的，是如發現任何書中所寫的異象時，不要自己「診斷」，要請有關醫生診查，有時證實沒有該方面毛病，而異象仍然存在，這表示該器官、系統比較衰弱，要特別留意保養。

也爲了不讓讀者太多自我診斷，因此，在描寫症狀時，不非常詳盡，重點在提醒哪方面可能「出事」，應請哪科醫生診治最爲適合。希望讀者能明白我的用意。

書中各不同症狀和疾病，爲容易翻查，分成幾個系統，事實上每篇都是完全獨立的，讀者可以隨意抽讀，或當爲手冊一樣，當發現自己身體出現某些症象時，隨時查閱。如果因此令讀者獲益，我寫本書的最大希望，已經得到！

姚香雄

於檀香山診所

目錄

附錄 183

口腔異象顯病機

口是人體「進口」的開端，消化系統的第一關。口腔中滿佈血管、神經、淋巴和腺液的分泌管，是十分靈敏的區域之一；它的任何變化，不單表示口腔局部毛病，即使是消化系疾病，甚至全身性疾病，都會令口腔出現「異象」，從種種異象中，我們可以預早得到訊息，這對防病和治病有著積極的意義。

口腔的異象，通常有下列幾種：

1. 口唇顏色的變化；
2. 口唇形態的變化；
3. 口腔黏膜的變化。

1.口唇顏色變化與疾病

古時描寫美人，最喜用「唇紅齒白」，唇紅，不單好看，而且是健康的象徵之一。口唇的毛細血管十分豐富，而且該處皮膚較薄，所以正常人的唇色應是紅潤的，如果不是紅潤，而是出現其它色澤，則表示身體可能有某些問題。

最常見的非正常色澤如下：

★深紅色

如果本身患有某些慢性疾病，如肺結核、糖尿病、肝炎，而突然出現口唇深紅色時，是十分不良的訊號，表示身體出現巨大的消耗，可能是病變轉劣，應馬上到醫生處作進一步檢查，這方面，西醫比中醫適合。如果並無任何慢性病，而口唇呈深紅者，中醫認爲是虛火上升，或內熱太盛，會同時出現：失眠、脾氣暴躁、口臭、便祕；這情形應請中醫治療，效果更佳。如果情形並不太嚴重，可以服用維他命C、多飲水、多吃水果、蔬菜；戒煙、酒、辣及煎炸食物，對上述現象會有一定的幫助。

如果口唇呈櫻桃紅者，是煤氣中毒之象，應立刻送醫院急救。

★淡白色

脣色淡白、淺紅無光澤者，表示有貧血或有慢性失血的現象，如果同時伴有呼吸困難，應小心其心臟功能是否出現問題，應請醫生詳細檢查，找出原因。中醫認爲口唇淡白者，爲血氣虧損，或陽虛之象，同樣非常重視，不可不理。

★青紫

口唇出現青紫色，是十分不佳的顏色，表示可能有先天性心臟病（特別是小孩），也有可能是下列疾病：肺源性心臟病、心功能衰竭、嚴重哮喘、急性支氣管炎、肝硬化、肝炎；這些都是嚴重而危急的疾病，所以凡出現有口唇青紫色者，應馬上請西醫作詳細檢查，不可有誤。

有時劇痛也會出現口唇青紫色，這應與上述毛病無關。

2.口唇形態變化與病變

口唇最正常的位置，是在面部正中直線之上，上下口唇應該光滑平衡，如果突然發生改變，是某些疾病的訊號，應予留意，或請醫生檢查。一般形態不正常改變，有如下幾種：

★斜向一邊

有些人早晨起身，洗面刷牙時，向鏡子一望，見自己的口唇斜向一邊，大吃一驚。爲什麼會突然出現這情形呢？這問題可大可小，常見的是面肌痳痺，也有些是面神經癱瘓；嚴重者有可能是中風的一種。出現這情形，應馬上到醫生處作詳細檢查，如果不是中風，最好請針灸醫生治療，針灸對這毛病，療效較好。

★唇乾裂

口唇應是潤滑才是，如果出現乾焦甚至焦裂，是不健康的表示。嚴重缺乏鐵質引起的貧血、女性更年期綜合症，會有這現象出現；中醫一般稱爲熱盛傷津，這類毛病，中醫治療效果較好。

有些人長期服用某些藥品，也有這現象出現，如鎮定劑、嗎啡、接受電療……這些會因服藥及治療終止而改善，如果能同時服用中藥，對該症會有緩和作用。

★口唇緊扣

正常唇應鬆扣微合；如果出現口唇收緊，兩唇緊扣，這是不祥之兆，尤其是嬰兒，有可能感染破傷風病毒，應緊召救護車送醫院，千萬不要試用土方土法，或拭藥油之類，因時間對本病的搶救是否成功，是很大的關鍵。

★唇疹

有時唇會出現紅疹，並伴有灼熱癢感，一般在二十四小時後，會形成小水泡，有時單獨一粒，有時成團。西醫稱這些爲疱疹性唇炎，是由單純疱疹病毒潛伏發作所致，往往斷續性的發作，屬復發性感染。中醫稱脾虛胃熱所致；用西藥沒有什麼徹底的治療方法，應可試試中醫。

3.從口腔黏膜的變化看病變

正常口腔內黏膜是潤紅光亮，表面光滑平潤。如果出現異象，如糜爛、潰瘍、變色、假膜……，不單表示口腔的毛病，而是身體其它器官和系統的毛病，應屬全身性毛病，須十分注意，不可小覷。

常見口腔黏膜異常有下列幾種：

★口瘡

是口腔局部表面出現潰瘍現象，黏膜呈現圓形或近圓形的淺層潰瘍，同時伴有劇烈疼痛，引致說話及飲食困難。本現象的最大特色是反覆發作，一般七至十天自動癒合，但不久又出現。醫學上稱它為復發性口瘡。引起本症的原因，至目前仍有爭論，有些學者認為是某種病毒所引起，也有些認為與任何病毒無關，乃身體的過敏反應。而在臨床上，我們發現許多全身疾病，都會有本症呈現，最常見的如消化不良、便祕、胃炎；同時，有些看似與本症無關的毛病，也會出現本症，如肝炎、精神長期抑鬱、疲勞、睡眠不足……，中醫認為，這是陰虛熱亢所致，常用滋陰降火之中藥，有一定的效果。有些反覆發作的口瘡，是與自身免疫有關的毛病，如內分泌障礙、病毒感染（如梅毒），它的特點是伴有生殖器潰瘍，這類毛病，要作詳細血液化驗，對症下藥，一般西醫比中醫更佳。

★**假膜**

口腔黏膜表面呈現白色膜狀物，略微高起，不易擦去，本病如果出現在哺乳的嬰兒，應小心檢查有否消化系毛病，或所飲牛乳是否適合，最好請兒科醫生處理。但有些成年人長期服用抗生素、腎上腺激素而出現這現象者，必須馬上告知主診醫生，不可疏忽。

★顏色異常

與假膜十分相似的，是黏膜色素異常，它的特點是黏膜表面出現白斑式淺紅色或淡乳白色的斑點，它與假膜最大不同是表面平滑，不會「微突」，醫學上稱它爲斑塊。本病主因目前仍未十分清楚，但知多數與局部刺激因素有關，最好作詳細檢查，因有許多病例會有這情形出現，如缺乏維他命A或B、內分泌紊亂、念珠菌感染、梅毒……，所以要好好查明爲要，當然，西醫更爲適合。

如果查不出病因，而上述情形「長期」存在者，應小心留意是否有口腔癌的可能，尤其是年老而有煙、酒嗜好者，應特別留意。

另外有一種黏膜顏色變化，呈乳白色，斑點高起，質地柔和，醫學上稱爲一種白皺性口皮，是一種遺傳性黏膜角化病，一般不會惡化，當身體整體健康改善時，會自動消退。

有一點要特別提醒大家的，是口腔黏膜顏色的任何改變，如果界線不明、表面粗糙者，應懷疑是口腔黏膜癌病變，最好作組織切片檢查，不可延誤爲要。

★苔蘚

所謂苔蘚，又名扁平苔蘚，它是口腔黏膜表面出現小突起，界線分明，突出點有大有小，大者有半寸直徑，小者如針頭；這些小凸出點，最多出現於黏膜與牙齒之間的位置。目前仍未十分肯定知道它的主因，但只知與下列幾種疾病有關，如：精神長期壓力、憂鬱、失眠、消化道長期毛病、內分泌失調、白血病、自身免疫不佳。所以，如有苔蘚出現，超過二個星期沒有消退者，應請醫生檢查。

牙與齒齦異象顯病機

大多數人認爲，牙及齒齦的任何變異，是牙和齒齦本身的毛病，應看牙科醫生；這並非全對。是的，許多情形下，牙和齒齦的不正常症狀，是局部牙科的疾病，但並非全是如此，許多時間，它代表消化系統甚至全身其它系統的毛病。

中醫稱「齒爲骨之餘，腎之標」。表示牙齒及齒齦與身體其它重要器官有關，它的任何異常變化，顯示著身體某器官出現毛病的可能，這提醒我們及早檢查和發現毛病之所在。

牙和齒齦的變異，常見的有幾種：

1. 牙色改變；
2. 齒齦出血；

3.牙痛；
4.咀嚼困難。

1.牙齒變黃是什麼毛病？

誰都希望自己有一口雪白的牙齒，但許多人無論用什麼牙膏、牙刷，每日清潔二、三次，但牙色都無法雪白，這是什麼原因呢？

事實上，牙齒的雪白與否，並非人人一樣，正如各人有不同的膚色，有些人色澤深些，有些人較淺，如果牙色基本上是白色，或白中帶略黃，所謂象牙色，均是正常色澤，並非病態。若老年人、吸煙者、嗜茶、咖啡者，牙色變深，是正常現象，也非病變。

有些牙色變黃，是與服用某些藥物有關，如牙齒變為黃色者，可能與服用四環素（Tetracycline）或土黴素（Terramycin）等抗生素藥物造成。如果牙齒變成灰棕色，這可能與服用金黴素（Aureomycin）有關。所以我們要切切記住，嬰兒或學前的兒童，千萬不要服用上述藥物，這些，一般西醫都會用其它藥物代替的。

中醫對牙齒變黃，有另一看法，認爲牙色變黃，問題不大，如果是「枯黃」，重點在個「枯」字，意思是色黃而慘淡無光者，是氣血極虧，所謂「腎絕之症」，如果老年病者，或消耗性長期病者，如癌症後期、肝硬化、肝功能衰退、心臟衰竭……，而突然出現牙色枯黃時，是十分危險的徵象。

2. 齒齦容易出血的病因

齒齦覆蓋在牙槽骨上面，它表面看似嬌弱，實際上十分堅韌、耐磨耐咬、不容易受傷，就是受傷，如被骨頭、魚刺所傷，甚至出血，也會自動癒合，不必特別理會。如果齒齦出現異常現象，容易出血，有時刷牙或咀嚼時也引起出血，這是不正常現象，可能是局部牙齦毛病，也可能是全身性毛病，應好好區分處理。

牙齦局部毛病者，如牙齦炎、牙周病、牙齦痛，這些，多從牙齦外表可以看出，會出現炎性腫脹、變形、疼痛；如果自己無法區分，牙醫很容易給予幫助和治療，問題並不十分嚴重。

如果長期出血，外表看不出大差異者，應小心有牙齦癌的可能。牙齦癌在口腔癌中發病率十分高，佔百分之五十左右，它的特點是：

1.長期出血不止；

2.牙齦表面有潰瘍現象；

3.病人有煙、酒、嗜食刺激物的習慣者，更要小心留意。

若有上述現象，而出血超過一星期以上者，應馬上請西醫作組織切片化驗，不可輕視。

有些牙齦雖長期出血，或容易出血而不容易止者，經檢查並非牙齦癌，可能是另外的全身性疾病，要小心檢查，引起這毛病的疾病很多，如白血病、血友病、血小板減少性紫癜、再生障礙性貧血、肝硬化、脾功能亢進、腎炎後期……，所以，我認為，無論如何，別小看牙齦出血的「小毛病」，如果不容易止住，或經常發生者，應到醫院接受全面檢查，千萬不可小視之。

3. 牙痛並非全是牙病

牙痛是十分常見的症狀，幾乎所有的成年人都有牙痛的經歷。一般人都肯定，牙痛當然是牙的毛病，應該請牙醫治療！但有時往往有例外——牙痛並非全是牙病。

最近一位二十多歲的女病者到我診所，主訴是牙痛——但我並非牙醫她是知道的！原來，她牙痛已有一個多月，時輕時重，看過牙醫，照了X光片，牙醫無法找到牙齒的任何病變，當然也無法治療。後來轉至神經科醫生，希望找到病源，但也沒有任何發現，牙痛依然。最後，由這位神經科醫生轉來給我。

經過詳細檢查，證實她的確沒有牙及該區神經的毛病，原來，病源來自精神情緒方面。原來她二個月前失戀，加上任職公司辭了她的工作，令她精神上受很大的打擊，尤其是經濟上的壓力，使她十分焦躁、恐懼；於是出現了失眠、食慾不振、緊張、精神無法集中、記憶衰退、悲觀……等症，不久，出現了新毛病——牙痛；於是見牙醫……。

醫學上稱這病爲「心因牙痛」，是指因精神及情緒受重大打擊和壓力，引致神經系統失衡，在牙齒及牙齦位置出現疼痛的現象。這就是這位女病人所患的毛病，一般多見於二、三十歲的年輕人，女性佔百分之七十。它與一般牙病引起的牙痛最大區別是：

1.牙齒及牙齦沒有任何病變；
2.疼痛位置有時會轉移，從某顆牙轉至另外一顆牙；
3.有時並非某一牙齒痛，而是「一排」全痛，或某三、四顆牙全痛。

對這一類「牙痛」，牙醫並沒有辦法治療，應治療、平衡其神經系統，一般，針灸治療有很良好的效果。

除情緒、神經毛病引起的牙痛外，其它有些毛病也會引起牙痛，如三叉神經炎、上頜竇炎、頜骨內腫瘤也會引致牙痛。

至於牙齒本身毛病，十分常見的如牙周疾病、牙冠外傷、蛀牙、這些牙醫一查便知，不會有誤，也不必擔心。

4. 咀嚼困難是牙齒毛病嗎？

一般人將口中的一切徵象和毛病，都歸於牙的毛病，這是不對的，在許多情形下，可能是全身性毛病。例如咀嚼困難，一部分是牙病所引起，但也有些是其它疾病所導致。

有人突然發現自己的口開合受限制，或張口時，口型偏斜；也有人發現咬東西時出現疼痛，痛的特點是整個絞鎖，也有只出現上頜或下頜者，有時單側，也有雙側。本症還有一個特點，是當張口或咬下時，頜關節會「咯」一聲，有的出現摩擦聲，如「咔沙」。

出現這個現象，並非一定是牙和口腔問題，牙醫幫助不了，醫學上稱它爲「顳下頜關節功能紊亂綜合症」——好長的一個名字。引起這症，有局部性和全身性二種。局部性毛病如口腔炎症、頜關節毛病，一般西醫會有良好的治療方法；全身性毛病如失眠、神經衰弱、精神長期過度緊張……，這些多數伴有神經和精神方面的症狀，如焦躁、記憶衰退、緊張、情緒不穩定、多慮、失去自信、多疑，有時會出現自言自語，有自殺傾向。這類的毛病，除請醫師治療外，病人的家人和周圍的人的幫助，也有很大的意義，如果病人有適當的宗教信仰，對本病的治療，會有極大的幫助。一般而言，中醫和針灸對這類病有較好的作用。如果適當地輔以心理治療，效果更佳。

耳的異象顯病機

耳是人體接受外界聲音的唯一器官，並且對身體有著平衡的作用。它不單靈敏而且與體內許多系統有牽連；中醫認爲「耳爲腎之主；腎開竅於耳」，與體內的神經及內分泌有莫大關係。所以，耳的任何變異，我們不可純從局部聽覺系統看待，許多全身性毛病，會在耳部的異常顯示、暗示出來。

這是我們及早發現毛病的良好機會。

最常見的耳異象是：

1. 聽覺不良；
2. 耳鳴；
3. 耳的異常排出物。

1. 聽覺不良——身體提出嚴重的警告！

有一個奇怪的現象，當人們發現視力有衰退或感覺不十分正常時，都十分緊張和憂慮，馬上見有關的醫生；可是，如果聽覺出現衰退或不大聽話時，往往沒那麼重視，不會馬上緊張地找有關醫生診治。這是錯誤的做法！當然，眼睛十分重要，但耳朵也絕不能忽視。而且，聽覺不良或異常，除耳朵本身可能有問題外，也有可能是身體其它器官的毛病。所以我們千萬不可不理，應查出其眞相之所在，給予治療。記得，聽覺的不良和異常，有可能是身體健康提出嚴重的警告訊號！

正常老年人，從五十至六十歲左右，聽力下降，這是正常現象，至於聽力下降的程度卻各有不同，有人十分緩慢，有人較爲快；這是與各人的體質、遺傳和環境有關，不必過於憂懼。但如果中年或青年人，出現聽力驟然下降，而經檢查並非耳朵本身毛病者，應小心留意是否其它疾病，如高血脂、動脈硬化、糖尿病後期、肝硬化、腎功能障礙；這些疾病可能引起內耳血液供應受影響，而出現聽力嚴重下降現象；請記住，這些都是嚴重的毛病，應馬上請專科醫生檢查治療，不可拖誤。

如果聽力嚴重下降，變成耳聾者，情形應是不同，要分開處理。

引起耳聾，有三種不同因素：傳導性、感覺性及混合性。各因素中，有來自耳局部毛病，也有因身體其它系統毛病。

★傳導性

傳導性毛病，是指由於外耳和中耳傳音機能障礙而引起之耳聾。最常見和普通的，是耳道異物、耵栓塞、中耳炎，其中以中耳炎最爲常見。許多呼吸道炎症，或其它急性傳染病，如果治療不良、失治或拖得太久時，往往會導致中耳受感染；尤其是小兒，更容易轉致此病，所以身體上出現炎性毛病，尤其是呼吸道的急性炎症，要馬上治療。

這一類耳聾，一般五官專科醫生會有良好的治療方法，但時間對本病治療非常重要，越早治療，效果越佳。

★感覺性

感覺性耳聾，又稱神經性耳聾。屬聽覺神經毛病所引起，它的特點是對高音特別障礙，低音反而可以聽到一些。引起這類耳聾（或聽覺遲鈍）因素很多，有先天性、老年性、藥物中毒、噪音影響、感染性、外傷、癔病、瘤腫。

先天性多數是遺傳，或者母體懷孕期服用不當藥物所引起。所以我再次強調，懷孕期婦女服用任何藥物，都要千萬小心，一定要向醫師提醒自己有孕，醫生可以用其它藥物代替。至於老年性耳聾，基本上沒有什麼辦法可避免，這是自然現象之一，無可奈何。

最常見而可以避免的，是藥物中毒性耳聾。許多藥物，如抗菌素（Antibiotic）、卡那黴素（Kanamycin）長期服用，會令聽覺神經中毒，引起耳聾。這一類耳聾，會先出現耳鳴、眩暈，所以無論服用什麼藥物，如果出現這些現象時，要馬上停止服用，並告知醫生。

長期在噪音下工作，會令聽覺神經受傷害，所以本症又稱職業性耳聾，過去多數是建築工地或工廠的工人，現在，出現一些不是工人的年輕人也有這毛病，因爲他們長期喜歡高頻率的音樂，特別是「Disco」的常客，更容易出現這類耳聾。我也發現一些槍械的喜愛者，長期開槍，也會有這些毛病。這類毛病，預防很簡單，工作時用耳塞，音樂及槍械喜愛者，謹記「節制」二字，問題便解決了。

一些全身性毛病，也會引起突然耳聾，如腦膜炎、痲疹、猩紅熱、流行性腮腺炎、梅毒。有時，普通的流行性感冒因治療不佳，也有引起耳聾，幸不常見，但我們不可輕視。

現代城市中，有一種「突然」性耳聾，是癔病所導致，所謂癔病，是神經衰弱的一種，精神長期壓力憂鬱和刺激，造成神經失平衡，引起許多相應毛病，如睡眠不佳、食慾不振、精神不能集中、記憶衰退、脾氣暴躁、緊張、多疑、失去自信……，往往會出現突然耳聾，這是聽覺神經機能失控的現象之一。

全身性毛病所引起的耳聾，耳科醫生無法治療，應該請內科醫生作詳細檢查治理，方是正確做法。

★混合性

這類比較複雜，可能有傳導性毛病，又有感覺性毛病，這一類耳聾，一般比較嚴重，症狀也多，應先請五官醫生診治，再參考內科醫生的意見，如果能兩方面醫生會診，效果會更爲理想。

2. 耳鳴可能是神經的毛病

耳鳴是常見的十分煩惱的症狀。看似小毛病，但有些嚴重者，引起失眠、焦躁、煩惱、緊張……，甚至，有一位病人，因長期嚴重耳鳴而企圖自殺的。沒有該毛病的人，並不能領略它所引起的痛苦！

引起耳鳴，並非單獨耳朵毛病，而由耳朵引起的耳鳴，治療上比較簡單。一般外耳、中耳病變，會有耳鳴出現，如咽鼓管阻塞、鼓膜穿孔、中耳炎、耳骨硬化。這一類引起的耳鳴，其特點是聲音（鳴聲）低頻率，並伴有耳悶、堵塞感，而且多出現單耳，鳴聲也不太嚴重。這一類耳鳴，請五官醫生診治就行了。

非耳朵毛病引起的耳鳴，多數因神經系統毛病，如嚴重神經衰弱、神經控制失平衡所引起，它的特點是：

1. 經耳科醫生診治，無法找到毛病；
2. 鳴聲屬高頻率；
3. 鳴聲時高時低，時嚴重時輕微；環境越是清靜，鳴聲越響；緊張、煩惱時，鳴聲越嚴重。

這一類耳鳴較難治療，也是最令病者痛苦不堪，上述企圖自殺的病人，就是屬這一類耳鳴。西醫對這類耳鳴，缺乏有效療法，中醫和針灸對一些有效，但也並非絕對，以我自己爲例，對這類耳鳴，治癒率只有百分之七十左右而已。

這類耳鳴，必須作神經系統方面的整體治療，並且，與病人的職業、家庭、經濟、環境有關，這就是難以治療的關鍵了。

3. 從耳的排出物知不同的疾病

正常的耳朵，應沒有什麼液體排出，即使有時出現少量的分泌物，多是無味、略帶黃色的油狀物，此乃外耳道分泌，並非病狀；但要留意，必須是：間斷出現和分量不多，否則，便要注意是否反常現象了。

如果分泌很多，有異味，這是病態的反應，從不同顏色，表示可能不同的疾病。

流出物出現銅綠色者，表示由綠膿桿菌感染出現中耳炎；如果出現黑色或黑褐色，並且伴有膿臭味者，可能是慢性骨炎或骨髓炎。如果膿液中摻有脫屑，有濃烈惡臭者，可能是有腫瘤。這些都是嚴重毛病，應從速請醫生徹底檢查治療，千萬不可拖拖拉拉，讓病情轉劣，是有生命危險的。

如果流出物帶血，可能是腦顱受禍，若有車禍、工作傷害及撞傷頭部而出現這現象，是十分危險現象，應馬上招救護車到醫院作檢查，如果沒有外傷，有時中耳炎或出血性瘜肉，也有這現象出現，也要從速請醫生治療。

有人出現耳內大量稀薄水樣液體流出，醫學上稱它爲「耳漏」；可能是慢性化膿性中耳炎，引起顱內合併症所致，也有些是頭顱外傷骨折，令腦脊液流出。這些，都是危急之症，應盡快請醫生詳細檢查治療。

鼻的異象顯病機

有人說：鼻是靈魂的通道。是的，這通道一阻塞，靈魂也就結束了。古希臘稱鼻是男人的精力標誌，是男性性特徵之一，事實也正如此，它的某些異象和變化，確與性荷爾蒙有關。

如果，將鼻的任何異象，只當是呼吸系統的毛病，是十分錯誤的，它與其它許多病都有關係。

常見的鼻的異象有下列幾種：

1. 紅鼻；
2. 功能失常；
3. 鼻涕變異。

1. 紅鼻哥的啓示

小時看演戲，見紅鼻哥的演者出現，必是傻子或敗家子弟；所以，一般人稱傻子或敗家子、二世祖爲「紅鼻哥」。事實上，紅鼻哥與傻、精無關，更與敗家與否沒有絲毫關係，但是，出現紅鼻哥並非好事，是某類疾病的現象。醫學上稱紅鼻哥爲「酒糟鼻」。

鼻頭出現紅色，佈有似樹枝狀的血絲，並伴有皮脂溢出，並且，該部位的毛孔增大，每當飲酒後，紅色呈現更甚，這就是「酒糟鼻」這名的來源。其實，除飲酒外，吃其它刺激性食物如咖哩、辣椒及辛熱東西，也會令紅點更明顯。這是由於該部位感染了蠕形蟎蟲所致。

這一類現象，男性比女性多，年老比年輕多；如果年輕女性有這現象時，可能並非蟎蟲感染所致，可能是女性荷爾蒙出現問題，會同時伴隨月經失調，或突然經閉。因女性荷爾蒙紊亂所造成的紅鼻，它的特點是紅色主要集中在鼻翼兩側，並且紅絲之中出現有黃褐色的斑點。出現這毛病，應請婦科醫生治療。

鼻子不但會變爲紅色，有些是出現青色。如果出現淺青色，應小心可能肝臟出現問題，肝功能衰退的人，多有這現象出現，應及時請醫生作詳細檢查。如果小兒出現鼻部呈青黑色，是抽筋的先兆，也可能是心力衰竭、休克、肺源性心臟病的訊號，總之，是危險的跡象，應及早請醫生診治。

西方醫學對鼻的顏色並沒有專門的研究，中醫認爲，鼻乃五臟的精氣，與臟器經脈相連，中醫巨著《靈樞》特別提出，鼻乃「脈出於氣口，色見於明堂」，對鼻的顏色變化有一套理論，這兒我不打算詳細介紹，只簡單說明一些概念；中醫認爲，如果鼻的色澤變白，表示肺及氣管有毛病；黃色，消化器官有毛病；紅色，肺、脾有濕熱；青色，肝有毛病；黑色，危險之象……，我們可以利用它作爲警告訊息，小心防禦眞的可能有毛病發生，或請醫生及時作有關檢查，是一有利的健康保障。

2. 什麼毛病造成鼻功能失常？

鼻的功能十分明顯：呼吸、辨氣味之外，還有幫助發音，對發音起著共鳴的作用。如果這些功能受影響，證明身體出現了什麼問題，要小心找出原因，給予治療。

★鼻塞

最常見的是鼻塞。

鼻塞令呼吸不暢、說話不清，一般感冒都引起鼻塞，由感冒引起的鼻塞，常伴有其它症狀，如惡寒、發熱、頭痛、喉痛、疲倦等症，如果並沒有上述症狀，只是鼻塞而已，要留意可能是其它疾病。

如果鼻塞而兼有鼻涕，其鼻涕濃而黃，有強裂臭味，並且嗅覺衰退，有時會有頭痛、視力不佳，這可能是鼻竇炎所引起的病象。

鼻腔腫瘤也會引起鼻塞，它的特點是多固定在一側，並有嚴重的同側頭痛，一般沒有鼻涕。與腫瘤十分相似的鼻塞，是鼻瘜肉，症狀幾乎相同，這些，一定要請五官醫生診斷才行。

★嗅覺不良

有人出現嗅覺衰退或完全嗅不到氣味，這是什麼毛病所引起的呢？

失去嗅覺或嗅覺衰退的原因，主要有二類毛病，一是阻塞性，二是非阻塞性。

阻塞性的嗅覺失常，常見的有：鼻瘜肉、鼻甲腫大、鼻腔慢性肉芽腫、鼻腫瘤、鼻中隔骨偏曲。這一類是因氣味無法直達嗅覺區，失去嗅覺的機能。

非阻塞性嗅覺失常，可能是因手術或其它原因，令嗅覺神經衰退，這些多屬嗅覺神經末稍病變，常見如：萎縮性鼻炎、過敏性鼻炎、病毒感染、老年性衰退。這些，都應請五官醫生診斷治療，不可拖延爲要。

有些人長期鼻塞，沒查出原因作徹底治療，只長期採用滴鼻藥，如硝酸、碳酸、甲醛、鏈黴素……，雖然會有短暫效果，但長期用上述藥物，會毒害嗅覺神經，以致失去嗅覺。這是十分錯誤的做法，一旦失去嗅覺機能，恢復的機會便十分難了。

顱腦中樞神經毛病也會引起嗅覺失靈，如腦膜炎、腦膿腫、腦梅毒、腦腫瘤，這些都是十分嚴重的毛病，絕不能輕視。

小小的「鼻塞」和「嗅覺不良」，可能蘊藏著重大的疾病，可能危及生命，因此，我們絕對不能小看身體健康給你的任何訊號！

鼻的另一功能，是幫助發音。鼻腔、咽腔及鼻竇都有幫助發音共鳴的作用，如果鼻腔有病變，會令聲音不能進入腔道，無法共鳴，所以我們可聽到閉塞性的「鼻音」。引起造成鼻音的疾病，常見的有：慢性肥厚性鼻炎、鼻腔腫瘤，有時普通的傷風感冒也會有鼻音出現。

3.從不同鼻涕中悉不同毛病

一九九八年秋天，夏威夷大學醫學系一學術研究會中，一位學者作了一個報告，認為中國人的鼻咽癌與中國飲食有關。我是該會審核人之一，對該研究有不同的看法。會後，我問他：「你從未到過中國農村是嗎？」他回答：「是，但我搜集了許多有關資料。」

到過中國農村的人（特別是外國人）一定會驚奇一個現象——許多孩子常常拖著兩條長長的鼻涕，有白有黃，十分難看。問問當地的人，他們見怪不怪，反而答：「哪個孩子沒有鼻涕？」問題正在這裡，長期出現鼻涕，是鼻道或鼻竇出現炎性的反應，如果不找出原委，不予治療，很有可能轉化為癌的因素之一。中國人較多鼻咽癌與此有否關係，應也是列為研究因素之一。

正常人只保持鼻腔濕潤而已，並不應該有鼻涕流出，除非突然到冰冷的環境，在冰冷的環境下，身體為了令吸入的空氣溫暖，會分泌大量的液體，將進入身體的空氣溫暖些。在這情形下出現鼻涕，是正常生理保護現象，但如果是經常性的流鼻涕，便是不正常現象，應小心找出毛病的所在。鼻涕的性質有幾種不同，由不同的疾病所造成。

★清水樣鼻涕

流出的鼻涕如清水，透明無色，沒有異常味道。出現這種鼻涕，可能是二種毛病，一是傷風感冒。由傷風感冒所引起的清水鼻涕，它的特點是同時伴有發熱、怕寒怕風、咳嗽、喉痛、頭痛……。

另一毛病是鼻敏感，同樣是流清水鼻涕。它的特點是沒有上述症狀；發作突然，尤其於清晨出現，並伴有鼻癢、鼻塞、噴嚏。

還有一種十分少見但危險的毛病，同樣是流清水鼻涕。叫做腦脊液性清涕，又名腦脊液鼻漏，它的特點是清水樣鼻涕大量出現，低頭及頸部施加壓力時，鼻涕液更多；有這現象出現，應馬上找醫生作全面檢查治療；我們要小心將它與上述感冒和鼻敏感絕對區分，小心治療，不可拖延。

★黃膿鼻涕

流出的鼻涕色黃或深黃如濃液，而質黏厚，並帶有腥臭味道。引起這現象，多數是患了鼻竇炎。因鼻竇炎引起的症狀還有：頭痛、鼻塞、口臭、食慾不佳、嗅覺不良。本病治療比較困難，所以越早發現及時治療，痊癒的機會較高。

★黏液性鼻涕

出現這類鼻涕，多數是慢性鼻炎所引起，上文所提中國農村兒童，就是多屬這一類鼻涕，如果及時治療，是不難治癒的，但若不予理會，令炎性長期困佔於鼻腔中，不但有可能演變爲難以治療的鼻竇炎，也種下了將來可能引致鼻咽癌的因素之一。

所以，一有出現這類鼻涕，雖然沒有其它症狀，但不可忽視，要請五官醫生檢查診治。

★血性鼻涕

如果偶然性出現鼻血，量不太多，並自動停止者，可能是鼻腔黏膜外傷或天氣太乾燥所引起，不必太驚慌；但若經常性鼻血，或大量出血者，則是危險之象，必須馬上作詳細檢查，可能是鼻咽腫瘤，也可能是良性血管瘤。

如果不是大量出血，而是長期滲血者，這更可怕，可能是鼻咽癌的跡象，切不可輕視它只是滲些許的血而已！

眼的異象顯病機

人體中表情最豐富多變化的器官，就是眼睛，也是文學家、心理學家描寫得最多的器官。它不單十分靈敏，並與身體許多系統都有聯繫，中醫稱它是：「五臟六腑之精氣皆上於目。」

醫學上發現，人體體內的大部分疾病，眼睛都會在某些程度上顯示出來。如果我們能及早解讀這些異象，不啻是我們預早發現了體內的疾病，這對防病和治病方面，均有很好的幫助。

眼的異象很多，一般常見和要緊的有下列幾種：

1. 紅眼；
2. 黃眼；

3.白眼；
4.眼瞼浮腫；
5.眼外突；
6.眨眼；
7.眼睛的不正常感覺；
8.眼淚異常。

1.眼紅要小心

年前，讀日本一位哲學大師的一篇文章，其中看到一句：「中國人患眼紅症的人特別多。」他說的「眼紅症」並非指病理及病名，而是說：見別人有錢或發達，而感到不舒服、嫉妒之情。這作者狗眼看人低，其實「眼紅」症並非中國人所獨有；只要我們小心觀察，大和民族患此症者，也大不乏人，就是號稱開明民主的美國，患該症者，也爲數不少。

病理上的眼紅症，與上述毫無關係。

有人突然出現眼睛赤紅，醫學上統稱爲「紅眼症」，事實上，許多毛病都會令眼睛出現赤紅，有些十分普通，但有些是嚴重的疾病，所以我們要小心區分，給予不同的處理。

最常見和普通者，就是眼睛受物理或化學物質的刺激，如撞傷、燙傷、化學藥物（如不良化妝品、不良護膚品、噴髮劑）所傷害，會因嚴重程度不同，而出現或長或短時間的眼紅，如果不超過二、三小時，而赤紅自動消失者，可以不必特別治療（但要避免應用引起紅眼的物品）。但如果眼紅而伴有劇痛，或赤紅超過半天不退者，應請眼科醫師檢查，看是否有其它毛病所引起。

許多眼睛本身毛病，都會出現眼紅的現象。一般局部炎症，或受細菌病毒感染，令眼結膜充血，出現眼紅。最常見的如結膜炎、過敏性結膜炎；這些引起的眼紅，是呈鮮紅色，並多眼膠，有熱痛感，視力不一定有明顯改變。這類毛病應請眼科醫師診治，不可拖延，因嚴重者會令角膜受影響，導致角膜邊緣形成潰瘍。

急性充血性青光眼，也會出現紅眼。它的特點是突然發作、疼痛及視力衰退、不良；應馬上進醫院救治。

一些全身性疾病，也會有紅眼出現，如敗血症，由於細菌在血液中繁殖，眼睛血管密集，容易受影響而呈現紅色，它的特點是眼瞼皮下有出血現象。

小兒百日咳，因劇裂咳嗽，造成靜脈壓突然上升，以致眼小血管破裂，也會有眼紅出現，但一般伴有眼瞼紅腫，球結膜下出血現象，當然，長期劇咳是必然的特徵之一。

另外，許多毛病也可能令眼睛赤紅，如病毒性肺炎、痲疹、病毒性腮腺炎，甚至，一些糖尿病者，因毛細血管末端擴張，也會令眼睛出現小紅點。這些，都需要專科醫生診查方能區分，在這兒，只是給大家一個訊號：紅眼症並非只是眼睛局部毛病，也可能是全身性毛病，應小心請醫生診治。

2. 黃疸病的特有信號——眼黃

幾乎變成了一般人都知道的信號，如果眼睛出現黃色，大家都知道是患了黃疸病。

黃疸是一症狀，一病理現象，許多疾病都會有眼黃的症狀。同樣是眼黃，有許多不同疾病所引起。

眼白之所以會變黃，主因是身體中某些毛病，造成膽汁產生，或排泄障礙，以致膽汁滲入血液中，引起眼白呈現黃色。因此，凡眼色變黃，基本上與肝、膽毛病有關。

如果眼白變黃，而越接近眼中心部位，黃色越深者，表示可能是下列毛病所引起：甲型肝炎、乙型肝炎、丙型肝炎、慢性肝炎、肝硬化、急慢性膽囊炎、急慢性胰腺炎，甚至膽石症也會出現這現象。這一類都是嚴重的毛病，應盡快請醫生作進一步檢查，徹底治療爲要。

有些病者出現眼黃，但與上述之黃色有點不同——眼瞼內側出現黃色斑點，細細查看，發現這些黃色斑點是略爲突起的瘤狀，並且兩側對稱，這是糖尿病的早期現象。所以，有經驗的眼科醫生，能預早告知病人，患糖尿病的可能，就是這個緣故。

一些人長期服用某種藥物或食物，也可能會有眼黃出現；如攝食大量胡蘿蔔、葉黃素，不過，當停止服食這些東西後不久，黃色也會自然消退，這並非毛病，不必介懷。有時當服用某些藥物而出現這現象時，最佳方法是告知醫生，由醫生決定是否繼續服用該藥。

還有一種並非病象的眼黃，是老年人因脂肪沈積而成，在眼內出現黃色的斑塊現象，這是個別的自然現象之一，許多老年人都會有這現象，不必特別處理。

3. 眼白是白色的嗎？

文學家描寫美女，喜用「雪亮的眼睛含情脈脈」，眼的中心之外，是否雪亮冰白呢？請小心觀察自己的眼睛，細細看看，眼白部分看似白色，但應白中透淡紅，因爲正常的眼結膜是透明而光滑，下面的血管應清晰可見，所以看上去應呈淡紅色，非常嬌麗才對；如果眞的純白色，或沒有光澤的乳白色，這是不正常的現象。

出現這現象，最常見的，是患有嚴重貧血，或有失血性疾病，如消化系統潰瘍、痔瘡。如果情形嚴重者，應小心是否有慢性消耗病出現，如癌症、肺結核，也會有這現象出現。

老年人有時也出現這現象，它與上述有點不同，是眼角膜呈現的白色，出現環狀或弧形狀灰白色，初初是如小小長帶形，後而連成一環一環的，醫學上稱它爲「老人環」。一般只要不影響視力，不必特別理會，也沒有什麼好的辦法祛除。

最近，學者發現，有些中年人也會有這老人環，出現這現象者，表示血液中膽固醇水平過高，有時，與腦血管硬化、心臟病有關。有趣的一點是，有些出現這現象的人，經血液檢查，證實其膽固醇水平正常，但若追查下去，發現受驗者膽固醇有上升的傾向。這對早期防止膽固醇過高的出現，有積極的意義。如果發現自己有這現象，最好找醫生檢查。

還有一種非常特別的白色，應小心區別。

正常人瞳孔是灰黑色，晶亮透光，如果從瞳孔望進去，出現白色或黃色反光，這是眼球結晶體出現混濁，令光線反射出來變成白色狀，出現這情形，有可能是先天性白內障的訊號；如果發生在年輕人身上，應小心可能眼內炎惡化的現象。無論哪一種毛病，都應請眼科醫生盡快診治。

眼睛有一些顏色，也是不正常的，如藍色。中國人眼白不應藍色，如果出現藍色，可能有寄生蟲作怪，如果是兒童，並出現眼白全部藍色者，應檢查是否有先天性骨骼發育不全。

有青光眼的人，瞳孔在光亮的地方，會出現綠光反射，對於老年人，應更小心，青光眼又名「綠內障」，是因綠光而名。

4. 眼瞼浮腫不單是腎病

眼瞼組織十分鬆弛，很容易「駐水」。一駐水，馬上出現浮腫；許多人一見眼瞼浮腫，便以爲這是腎臟毛病；當然，腎毛病會引起眼瞼水腫，但並非有這現象一定是腎毛病。其實，許多其它毛病都也會有這現象出現；也有些是正常現象，並非病態。

★正常現象

大多數出現眼瞼浮腫，是正常現象，並非病態。如睡前飲用大量水液和其它飲品；有人睡前痛哭、大哭、含淚而眠，第二天醒來，會出現眼瞼浮腫，因大量水份貯於眼瞼組織中，一時無法馬上消退所引起。

但是，這現象應該偶然出現而已，並且一般在醒後二至三小時後，腫脹自動消失，並且，沒有其它不適感覺者，方爲正常現象。

正常現象，當然可以不予理會，但睡前飲用過多水量仍是不佳習慣，應予改變。

★腎毛病現象

許多腎臟毛病，都有水腫現象，眼瞼是最容易水腫的部位，當然也出現水腫。腎毛病包括許多，如急性腎小球腎炎、慢性腎小球腎炎、腎病綜合症。

因腎毛病所引起的眼瞼水腫，它的特點是：病初期先出現只有眼瞼水腫，身體其它部位未見；隨病情惡化、水腫慢慢延至身體其它部位，以至全身。

★心臟毛病現象

心臟病變也會有水腫現象，如心肌肥大、心力衰竭、心肌炎、心包炎、心內膜炎。由心臟病而引起的眼瞼腫脹，它的特點與上述腎毛病引起的水腫正好相反；初期水腫多於身體低端位置，如踝、下足、脛前位置；眼瞼在最後才出現水腫。而且，整體而言，身體下半身水腫明顯和嚴重於上半身。這當然因心臟影響血循環，造成「後循環區」容易駐水的現象表現。

★肝毛病現象

肝功能衰退、肝硬化、急性肝炎……也會有水腫，它的特點是「腹水」最明顯；除了腹部水腫之外，身體其它部位，沒有或較少有水腫，眼瞼也不會有明顯水腫。

當然，除腹水外，還有許多症狀，如疲勞、消瘦、食慾不振、面黃、嗜睡、消化不良、泄痢。

★營養不良現象

從新聞圖片中往往看到許多大腹便便的飢民相片，大家知道營養不良會有水腫現象。現在一般國家和城市，很少會出現眞正營養不良而引起這一類水腫的；如果出現，多數是消化系統毛病，嚴重影響營養的吸收而造成，多見於胃、腸慢性病。

因營養不良而引起的水腫，它的特點是：先從眼瞼開始，慢慢地擴展至全身，進展十分慢，當擴展至全身後，會出現下半身比上半身嚴重。

最後，我們談談另一個眼瞼並非水腫的「浮腫」。常見老年人出現下眼瞼浮腫，其實，並非水腫，而是眼瞼組織鬆弛下垂，人們稱爲「眼袋」，這是屬老年人的生理退化現象之一，並非毛病。

5.眼睛外突要留意

正常人的眼睛是安嵌在眼骨窩內面，闔起眼，手從面上掃下去，應只覺略爲浮出的眼球，並不應凸出太多。如果眼球凸出，超過八分之一寸者，應屬不正常之範圍，稱爲眼突症。

出現眼睛突出，情形有輕有重，輕者只覺比正常人眼睛較爲凸出，沒有其它特別症狀，重者眼球突出，甚至影響眼皮的閉合。造成這現象，有由眼眶或面部的局部毛病，或因全身性毛病所引起，所以必須小心區分，請不同的醫生診治。

眼眶內的任何炎症、出血、腫瘤，都會有眼突出的現象出現。如果眼突出，伴有眼眶皮下紫黑色者，可能是眼眶內部出血；如果伴有局部紅腫者，可能是眼眶內部炎症，如果伴有眼內壓增高，應可能是急性炎症或腫瘤所導致。

鼻腔毛病而造成眼睛外突者，也頗多見，如惡性腫瘤、良性腫瘤、鼻腔癌、篩竇癌，這類毛病所造成的眼突，會伴有眼球移動受限制的現象。也就是說，眼睛左右或上下移動受影響，不能自如。這一類毛病，應請五官科醫生診治。

一些全身性毛病，也會有眼睛突出出現。

最常見者，是甲狀腺功能亢進。

甲狀腺機能問題或受腫瘤的影響，出現分泌過多，造成身體新陳代謝的紊亂。本病除眼睛突出之外，還伴有其它許多症狀，如：緊張、失眠、過慮、出汗、精神亢奮、消瘦……。本病多數與家族遺傳有關，凡有該病近親者，更應特別留意，及早檢查治療。

在某些地區，有些人長期食物中缺乏維他命C，也可能突然出現該現象，並且有眼內出血的情形，目前，這類毛病十分少見，因一般人生活及營養沒有太大的問題。

6. 說謊不眨眼的人

形容一個經常說謊、說慣謊的人為「說謊不眨眼」的人，為什麼說謊和眨眼扯上關係呢？

原來，我們眼瞼神經非常豐富，十分敏感，一受任何輕微刺激，就出現收縮或跳動，引起眨眼，如果不慣說謊的人，當他說謊時，自然精神及神經十分緊張，於是出現眨眼頻繁；特別是小孩，當說謊時，可從眨眼的加速看到。如果一些經常說謊，說得太多，習慣了，不把說謊當作一件不適當的事，內心不因此而緊張，所以口中大篇謊言，而眼睛不眨一下，就是這個緣故。

撇開這些不說了，如果並沒有說謊，而出現眨眼者，是什麼毛病呢？

正常人眨眼是生理現象，一般每分鐘約四至六次，此乃正常現象；也不影響正常視力，而且通常眨眼是不自知的。如果超越這個限制，或影響視線，自己知道眨眼時，是不正常的現象；通常，二方面會引起眨眼。

局部方面，如果眼內有異物、眼睛發炎、眼膠過多，會出現眨眼，這方面很容易處理，只要清除異物、清潔眼睛、消除炎症；當毛病清除後，眨眼自然消失。如果自己無法清除這些毛病，應請眼科醫生清除，最爲理想。

全身性的毛病也會造成這現象，治療上就比較困難了。

最常見的是神經衰弱所引起的眨眼。有些人神經十分敏感，若長期受壓力和刺激，如工作不順利、上司不佳、學業有問題、經濟問題、家庭問題……如果這些壓力無法清除，日子久了，造成神經失平衡，出現眨眼之外，還有許多神經性症狀，常見的如：失眠、緊張、記憶衰退、情緒低沈、食慾不振、精神無法集中……。

上面提過，眼瞼的神經十分豐富而靈敏，在失平衡的壓力下，很容易出現眨動，尤其與陌生人談話，在眾人面前，或陌生環境下，眼瞼便不由自主、緊密地眨起來，而且，越是想控制，越是頻繁。於是，搞得連見別人都不敢了。

另一種眨眼，是身體整體神經沒有問題，只是眼瞼神經過敏，平時沒有什麼特別症狀，也不眨眼，但當某「特定」環境出現時，眼睛馬上「發病」，眨個不停。

什麼是「特定」環境呢？每個病者都不相同，一般與病人過去的某些不愉快、痛苦、懼怕有關，常見的如：考試場所、人多的地方、辦公室、會議室、講台；有時是某人聲音、某種情景；總之任何可觸發其不良、不愉快回憶或印象的因素，都牽動引起眨眼。

無論是神經衰弱或局部神經過敏所引起的眨眼，治療上應從生理和心理二方面同時進行，方能事半功倍。這方面，針灸治療有較佳效果，可以一試。

7.眼睛的不正常感覺是什麼病？

眼睛是身體中最敏感的器官之一，任何些許或輕微異常，都會引起不舒服的感覺。這些不正常、不舒服的感覺，對正常生活會有重大的影響，尤其對駕車、精細工作、辦公室工作都有一定影響。要清除這些不正常感覺，必須從其引起原因下手。引起眼睛不正常感覺的原因很多。

眼睛不正常感覺分好多種，最常見的有下列幾種：

★眼癢

眼睛覺得癢而澀，要不停地擦磨，這是很不好的動作，但癢得難以忍受，不自覺地又擦起來，造成眼癢，最常見的是砂眼。

砂眼是一種慢性傳染性結膜炎；在農村或發展中國家較爲常見，它除眼癢外，還伴有畏光、視疲勞、眼分泌增加，外觀上可見眼紅；本病早期治療，效果很好，如果失治，有可能喪失視力，所以不可等閒視之。

另一種眼癢，是因眼過敏所起，多發生於春天，一般因花粉、塵埃、蟎蟲、動物皮屑、羽毛，甚至某些特殊氣味，引起敏感，出現眼癢、眼紅、流淚，一般沒有影響視力，並且發作後一、二小時便自動消失。這一類毛病，中醫認爲是身體抵抗力不佳的表現之一，一般多用清潤節補之劑，有一定效果。

還有另一種眼癢，並不常見，但十分危險。它是由眼中寄生蟲所導致，這類寄生蟲有蛔蟲、條蟲、絲蟲和蠅蟲。因寄生蟲而引起的眼癢，它的特點是：

1. 奇癢難忍：有病人形容，癢得想將眼挖出來，並且用手摩擦也無法止其癢；
2. 眼瞼腫脹；
3. 結膜充血及水腫，外觀紅而突，十分驚人；
4. 眼玻璃體出現混濁。

這是十分可怕的疾病，盡快請眼科醫生診治爲要。

★眼澀

第二種眼不正常感覺是眼澀。

正常眼睛表面是充滿潤滑的黏液，眼球轉動十分滑順自然，應該沒有任何不良、不暢的感覺，如果眼球轉動時覺得吃力、不順、乾澀的感覺是不正常的了。

引起眼澀，常見的可能是身體缺乏維他命A。因缺乏維他命A所引起的眼澀，其特點是：病程緩慢，開始只是偶爾眼澀，繼而眼澀時間拉長。並且，細心觀察眼球，可見眼球表面不十分濕潤，甚至出現乾燥，失去應有的光澤，嚴重者球面起皺，並伴有視力衰退、眼花的跡象。

另一種眼澀，是用眼過度，由疲勞所引起，這類現象，其特點是：間中出現，當休息後徵象自然消失。同時伴有全身性疲倦、思維無法集中、睡眠不足等現象。這並非毛病，只要休息夠了，眼澀也不藥而癒。

★眼痛

另一種眼睛不正常感覺是眼痛。

眼痛可大可小；小者，因長期用眼過度，或在強光下工作，出現生理性由眼肌過勞而引起的眼痛，只要休息一下，或睡一下，眼痛便自然消失，這不是毛病。

病理性眼痛可要小心了，如果眼眶或眼睛發炎，有腫瘤壓迫，會出現眼痛，它的特點是伴有頭痛和眼睛嚴重壓迫感，視力也受一定影響。另外一些全身性毛病，也可引起眼痛，如：血管神經性頭痛、偏頭痛。因這些毛病引起的眼痛，應請神經科醫生診查，一般眼科醫生無法治理。

8. 從「情人的眼淚」說起

一位病者告訴我有關他情人的故事，其中提及「她晶瑩的眼睛整天水汪汪地……」，可惜後來眼睛患了病，治癒後，「水汪汪」不見了！他所指的「水汪汪」並非正常，是不正常——過多的眼淚。

正常人眼淚是由淚腺和副淚腺所分泌，不但能保護眼球，並且可以潤滑眼球表面、維持眼球的正常功能；一般情形下，淚液是十分均勻地蓋在眼球表面，薄薄的一層而已，多餘的淚水會從鼻咽喉流出至鼻腔中，所以眼中不應駐有多餘的淚水。如果淚水太多，「水汪汪」地，肯定有些不妥了。

二種情形下，會出現淚水過多——所謂「含淚」現象。最常見的是淚道阻塞，多餘的淚水無法從鼻咽喉中排出，這可能是局部發炎，或慢性炎失醫，引起鼻咽管的狹窄和阻塞；這一類治療並不困難，一般五官科醫生能徹底治療。

第二種可能，是面肌無力收縮，醫學上它爲「面癱」者，也有這種情形發生，它的特點是面一側麻木、垂下、面部變形；這一般應找神經科或針灸科醫生，更爲適合。

還有一種很少見的疾病，也會引起淚水毛病，如：甲狀腺亢進、脊髓結核……，所以，別以爲眼睛「水汪汪」是小事，如果該情形出現時，應小心區分和請不同的醫生診治。

與上述眼淚「過多」相反，有人出現少淚或無淚，這比淚水過多更爲煩人。淚水過少或無淚，令眼睛失去應有的保護和潤滑，病者會出現眼睛乾澀、怕光、高度疲倦、灼痛感、視力退化。引起這情況，可能因淚腺分泌障礙，或淚腺開口阻塞，最常見的有：淚腺萎縮、砂眼後期、結膜囊瘢性萎縮，這些，應請眼科醫生診治，一般內科醫生不十分適合。

臉的異象顯病機

所謂觀顏察色，主要是觀看臉部的異常變化和顏面的情形。不單可以看出心理上的變化，生理上的變化也清清楚楚地表現了出來。

身體的健康情形，所謂臟腑氣血之榮枯，都會忠實地從臉上表現出來。最簡單的，如果精神不好，或睡眠不佳，或營養不良，或消化不佳，你的臉色會好看嗎？

從臉部的多種變化中，可以看出體內的許多毛病，這是一個良好的健康觀察站——我們要好好利用。

臉部異常變化主要有以下幾種：

1. 臉色的變化；

2. 特殊面型與特別病；

3.面部感覺的異常。

1. 臉色與疾病

有些人小人得志，稍有成就（或有點小錢）便翻臉不認人，名作家魯迅稱它爲「一闊臉便變」。喜歡給人家臉色看，這類人是最令人看不起的。這兒我們要談的，並非這種臉色，是眞眞正正，臉的顏色。

每人的膚色不同，有的較白，有的略紅，也有帶黃中透黑者，這一般與遺傳有關，是正常的臉色。正常臉色的特點是無論偏於什麼顏色，但看上去有光澤、自然和勻稱的，而且，顏色一向如此，不是「突變」。否則，就是不正常的臉色。不正常的臉色，是身體隱藏某些疾病的訊號，我們要非常重視，給予徹底檢查。

常見的異常臉色有幾種：

★紅色

通常情緒緊張、氣溫太高、吃熱及辣的食物、飲酒……，這些暫時性臉紅，是皮膚毛細血管擴張的表現，並非毛病，可以不予理會。異常的臉紅是在正常生活中，臉也呈現紅色；當然，不同毛病所呈現的紅色也有不同。

如果看上去是紅光滿面，表面油潤有光彩者，應小心是高血壓病者。如果紅色只出現於兩顴，並且不是深紅色，而是緋紅，似桃花之紅者，應小心查看是否有肺結核病。

若兩顴不是緋紅，而是暗紅者，可能是風濕性心瓣膜毛病或肝臟有問題。

有時，長期服用某些藥物，也會引起毛細血管擴張，同樣出現臉紅，但小心觀察，可見一絲絲紅痕，這就是毛細血管擴張，當停止服用藥物不久，這現象會自動消失，不必過慮。

★青紫色

臉部出現青紫色，是危險或嚴重毛病的現象。中醫認爲青主肝病，或病症瘀血。出現這顏色，主要是心肺的毛病。

任何心、肺的毛病，嚴重時，引起身體缺氧，二氧化碳在體內積聚過多時，造成了臉色發青帶紫。

嚴重肺及氣管疾病，如哮喘、肺炎、肺癌、肺氣腫、氣肺、支氣管擴張，都會出現面色青紫；心臟毛病，也會出現這臉色，如心房瓣狹窄、先天性心臟病。無論是何病造成的臉青紫色，都是危險的毛病，應馬上請醫師詳細診治，不可有誤。

如果小兒高熱，青紫色只限於出現在鼻柱與兩眉心中間者，表示是驚風的徵象，並非心肺毛病。也有些人並沒有心肺病史者，可能是身體出現劇痛，這往往在意外事件，如車禍或災難事故出現的現象。應馬上送入醫院。

★瘀黑

瘀黑與正常黑色的區別是，前者不單沒有光澤，極似發霉一樣的黑色，非常難看。臉色呈現瘀黑，多是肝、腎慢性疾病，要非常小心。

常見如肝硬化、慢性腎功能不全。

如果不單臉變瘀黑，身體其它部位也變黑色，有時連牙齦也呈黑色者，可能是腎上腺皮質機能退化或病變。

無論如何，臉變瘀黑，是危險的徵象，應請醫師小心檢查，不可輕視。

長期服用抗癌藥品或作電療，也會出現黑臉，這在停止服藥及停止電療後，黑色會慢慢消退的，不必過分擔心。

★蒼白

蒼白是白而暗淡無華。出現面色蒼白者，多是貧血或與大量出血有關。許多婦人月經不正常，出現經量過多時；或有內出血，如胃、腸出血，也會有這現象出現。

如果面色蒼白而伴有出冷汗、手腳發冷、脈搏慢弱者，可能是嚴重的心肌毛病，或體內大出血，是休克的前兆，應馬上送醫院處理。

★黃色

臉色發黃，最常見的是黃疸病，其它肝炎、肝癌、膽石等症，也會出現面色發黃，應作進一步的檢查診斷。

2.特異面型特異病

健康人的面型、表情應是安詳自然，雖然有人喜怒不形於色，但不應該長時間出現特異的表情，例如有的面型，一看便知道十分痛苦，一些看上去木然無情；這些特異的面情，並非「性格」所然，而是表示隱藏著某些特異的毛病。

面型與疾病的關係十分密切，從許多特定的面型，可以得知隱患著某些疾病，雖然，並不是唯一及最後的診斷，但我們可將它當爲及早發現疾病或可能患該類病的預防和參考。

現在，我們將最常見及典型的面型介紹一下。

★肝病面型

任何肝病都會呈現於面型上，尤其是慢性肝病，由於新陳代謝障礙，面上出現青黃色，晦暗無光，臉部皮下微絲血管出現擴張，形成狀似蜘蛛的血管痣，醫學上稱之為「蜘蛛痣」；面上出現蜘蛛痣，也是肝病的特有象徵。

★中風面型

中風，又名腦溢血，由於血塊的壓迫，令腦神經機能障礙，直接影響某些有關神經的功能，包括顏面神經，所以出現特有的中風面型。中風面型，其特點是：顏面潮紅，面表情肌癱瘓，如患側的鼻唇溝消失、口角低垂、臉一側歪向，不能控制該側面肌活動，伸出舌頭，也偏向一側。

病的出現往往突然發作，應盡快請醫生診治，及時治療，仍有痊癒的可能，及時診治是能否痊癒重要因素之一。

★腦積水面型

多見於小兒，由於腦脊液過多，造成腦室擴大，顱內壓力因此大大增高。如一出現這面型，應十分小心，因小兒不會說有什麼地方不舒服，所以從面上特徵，我們可以知道是什麼病。本面型的特點是：頭顱增大、頭皮靜脈現出、頭大面細、眼球向下、眼上露出眼白。小兒出現這面型，應馬上請醫生診治，不要以爲小兒長得頭大聰明。

★衰老面型

因年齡增長而引起面型的改變，這是正常現象，這兒所指的衰老面型，是面型與年齡不襯，面型比年齡衰老很多。這種面型的特徵是：面部皮膚皺紋疊疊，表面肌色慘白無光，或枯黃暗黑，雙眼無神，如未超過五十歲而出現這面型者，應小心留意可能有下列毛病，如：先天性全身脂質營養不良、脂質萎縮性糖尿病、侏儒……，無論如何，應請醫生小心診治。

★太監面型

太監是被去勢的男人，因缺乏應有的男性荷爾蒙，使面部出現特有的面型，醫學上稱爲「去睪丸面型」，它的特點是皮膚細膩光滑，無鬚或極少鬚，面色淡白；他與女性的最大區別是：面上主要皺紋深而明顯，與細膩的皮膚成明顯的對比。除此之外，聲音也變細而調高。現代沒有太監，而如果有這面型出現時，應馬上檢查睪丸或男性荷爾蒙分泌是否正常。

有時一些前列腺腫大而服用女性荷爾蒙藥品過量時，也會有上述臉型出現，應告知醫生，是否治療應作某些改變。

★亢奮面型

甲狀腺功能亢進患者，會出現特有的面型，其特點是：面皮拉緊、潮紅、雙目突出作驚慌狀，同時伴有緊張、不安、煩躁、易怒、失眠、出汗、消瘦、心跳加速、血壓上升等症。

許多人對這特有面型，不予特別治理，以爲是脾氣不佳或神經緊張，其實，這是一種嚴重病態面型，應請醫生診療。

3. 面部感覺異常與疾病

面部的神經十分豐富而敏感，許多有關毛病都會引起面部有異常感覺，如牙、眼、耳及腦神經的各種病變，對它都有一定影響；由這些引起的面部感覺異常，一般主要症狀強烈於面部的感覺，換句話說——面部感覺異常，只是許多症狀中的一小部分而已。現在我們想說的面部感覺異常，是以面部爲主，也就是說，以面部感覺爲主，此外，沒有其它重要症狀。

面部感覺異常，最主要有二種，一是面部疼痛；另一是面部麻木。

★面部疼痛

面部疼痛多突發出現，痛的位置多一側，從眼向鼻、口發射；其痛如刀割，連普通的吃飯、刷牙、漱口、說話都引起劇痛；有病人對我說，連被風一吹，也覺十分刺痛；病人並沒有誇張，這是三叉神經痛，非常敏感而劇痛，有時痛至出現抽搐，嚴重影響病人正常生活和工作。本病一發覺，應盡早治療，如果西醫治療效果不佳，可試試針灸，針灸對本症有很好效果。有一點要特別提醒大家的，是無論如何，醫生如果主張作手術治療時，最好能多找另一、二位醫生參詳，因該手術成功的話，當然十分好，但如果不十分美滿的話，會有許多後遺症，也就是說：手術治療，應該是在試過其它各種治療無效之後，最後才考慮的方法。

★面部麻木

另一種面部異常感覺是麻木。

有人早晨起身，對鏡子一望，把自己嚇了一跳；自己一側面部木然不動，笑容更覺怕人——一側正常牽起，另一側紋風不動，出現一個可怕似笑非笑的面型。

用手一摸，發現該側麻木，沒有感覺，這是因面部神經麻痺所引起。

面部神經麻痺原因很多，有神經局部毛病，也有因某些血管或腫瘤壓迫所造成，總之，應盡快請醫生治療。最好能在面部肌肉未萎縮之前治療，效果更佳；因如果不及時治療，假以時日，面上該部分（患側）肌肉缺乏活動，久而出現退化或萎縮現象；若此時再治療，不單增加了難度，並嚴重影響治癒的可能性。

面部麻木，針灸治療有很好的效果，不妨一試。

舌的異象顯病機

中醫稱：「舌爲心之苗竅」、「脾胃之外候」；將舌頭與心血系統、消化系統連在一起；事實上，它與全身都有關係，換句話說，體內許多器官的疾病，都可以從舌頭的變化中顯示出來。中醫對舌的診病研究是十分肯定的，西方醫學起步遲了些，但也開始十分重視並配合運用舌熒光檢查、活體顯微鏡等。

舌的異常變異，常見和主要的有以下幾種：

1. 舌色變化；
2. 舌體變化；
3. 舌苔厚薄；
4. 舌苔濕燥；

5. 舌苔脫落；
6. 舌苔顏色；
7. 舌麻木。

1. 從舌色看疾病

一九八八年，我應夏威夷大學醫學系的邀請，向醫科學生講了一個課程，是「舌診」。從舌的許多變化，可窺見許多疾病。這方面，中醫有十分肯定的經驗和原理。西醫方面，近年開始重視，但比起中醫，還有一大段距離。所以本主題，有大部分是中醫理論，比較上較為難理解一點，但非常有實用價值。當時我講完這個課程不久，醫學會要求我向在職西醫再講一次，正因為中醫的這些見解，有眞正實用價值之故。

中醫認爲，「舌乃心之苗竅」、「脾胃之外候」，意思是，從舌的變化可以看出心臟、血循環和消化系統的毛病，也可知道身體氣血的情形。所以，中醫四診中，舌診是一重要環節。

舌的種種變化中，我們先談舌色。

正常健康人，舌的顏色是淡紅、濕潤、光澤明亮。如果舌色改變，在舌中不同「地區」，表示不同的器官有問題。中醫將舌分爲不同部位，如舌尖代表心血系統、舌中表示消化系統、舌根表示腎及內分泌系統、舌邊表示肝膽問題；這兒請不必問爲什麼，我可以告訴大家的，這是數千年來經驗的結晶，是中醫臟腑理論的基礎之一，十分有用。明白了不同「區域」代表不同器官，加上靈活變通，我們可從舌的不同顏色中，得知許多隱藏的疾病。

舌的病態顏色有幾種：

★紅色

如果舌色鮮紅，表示熱症，一般發炎、發熱都會呈現舌紅；若不是鮮紅，而是紅中帶紫的所謂絳紅者，表示熱重，也即是嚴重發炎或嚴重發熱。多數急性傳染病有該顏色。如果舌色絳紅而舌苔乾燥，甚至出現紅色刺突者，可能是大葉性肺炎、痲疹、流行性感冒。

舌絳紅而光亮無苔者，一般可能是急性傳染病後期，或消耗病後期，是身體整體抵抗力衰退的表示，如肺結核、糖尿病、晚期瘤腫……，這是不妙之象，應請醫生特別留意。

★白色

沒有眞正白色的舌，實際上是淡白色，比正常顏色淡而蒼白，看似沒有血色。出現淡白色舌，但如果舌體瘦小，表面津液潤而不滑，則表示氣血虧虛。多見於貧血、消化吸收障礙、慢性肝病、慢性腎炎、內分泌機能不足；應請醫生及時診治。

如果舌色白而舌體肥大，舌面光滑潤滑者，中醫稱爲陽虛濕重，多是腎炎、腎功能不佳、腎功能衰竭。如果舌體肥大而顏色不太淡白者，表示濕重而已，即身體的水份過多，無法正常排除；這多出現在夏天，飲水過多，特別是飲冰水過多，令體內排水機能無法正常運作，這種情形，多數不必特別治療，好好休息和正常飲食調節，不久，會自然恢復正常。

★青紫色

舌色呈青紫色，表面暗而無光，有些是全舌青紫，有些只是局部。據中醫理論，如果舌青紫色而舌面濕潤者，爲「寒盛氣虛」，即是慢性病或消耗性疾病後期的不良現象。如果全舌青紫而舌表面乾枯少津或無澤者，多是肝膽系統毛病，如肝硬化、肝炎、肝癌、膽囊炎等。如青紫色是局部者，應參考上文舌頭不同位置代表不同的器官，常見者如：先天性心臟病、肺源性心臟病、冠狀動脈硬化；也可見於哮喘、肺氣腫。

臨床中發現，青紫舌與身體缺氧有直接關係，如果全舌青紫，舌體腫脹肥大，則是一氧化碳中毒的典型舌象。

2. 肥舌、瘦舌和裂紋——都是不正常現象

★肥舌

上面提過肥舌、舌體脹大是濕重的病徵之一，現在再補充一下。現代醫學對肥舌，也認爲是不正常毛病之一，據資料報導，長期缺乏維他命B族，會出現肥舌；許多慢性腎炎、尿毒症，也會有肥舌現象，這與中醫所謂「濕重」相通。另外，甲狀腺功能衰退、肢端肥大症，也有肥舌出現。

★瘦舌

與肥舌相反，是瘦舌。不單舌體瘦小，而且顯得較正常薄。中醫認爲這是氣血虧虛，多出現於慢性消耗病，如肺結核、惡性貧血、長期消化系統毛病，甚至晚期癌症、肺源性心臟病，都會出現瘦舌；一出現這現象，是不吉之兆，表示疾病進一步惡

化，是身體抵抗力退化的徵象，應請醫生作一些補救。

★裂紋

另外一舌體異常是裂紋。正常人除舌中央從上而下一條淺紋之外，應該沒有其它的裂紋，如果在舌頭兩側其它舌面上，出現或深或淺的橫、直裂紋，這是異常現象。雖然，有極少數人一出世，舌頭已有一些裂紋，我們稱爲先天性舌裂紋，不是病態，且它與病態裂紋也有區別：舌色紅潤有光，活動靈活自如；病態裂紋舌色淡白乾涸，有些是紅絳枯乾。

病態舌裂紋，中醫認爲是血枯之象，多數是嚴重疾病後期，身體十分衰弱的現象之一，爲不吉之象。

3. 舌苔厚薄顯病程

中醫對舌苔的研究，可作一專題討論，許多專書只集中舌苔這一項目而已。我們這兒只談一些簡明而重要，有實際作用的。

中醫認爲，舌苔「乃胃氣、胃陰上蒸於舌而成」，從舌苔的變化，可看出人體胃消化系統及新陳代謝正常與否，有很大關係。

事實在臨床上，我們發現舌苔的變化，給診斷起了很大的啓發和幫助，這是任何有經驗的醫生所不敢否定的。

舌苔的變化很多，最簡單而重要的是厚與薄。

正常舌苔是薄而均勻地平鋪在舌面上，中間部分略爲厚一些；舌苔色白，滋潤而明亮、不滑不燥。如果出現舌苔太厚，這是異常的現象。

什麼情形的舌苔才算厚呢？正常的舌苔應似「透明」，可以從外面看到舌質，如果看不到舌質，算是厚苔的一種。通常，許多一眼可看到，舌苔疊起，表面不平，這更不必多說了。

並非厚苔一定有毛病，一般老年人、吸煙、口腔炎、口腔不清潔的人，也有厚苔現象；有時睡眠不佳，早晨起身時也有厚苔的情形。

除上述這些外，經常性厚苔，是不正常現象，通常不同位置（上文有詳談）上出現厚苔，表示不同器官的毛病，我們可以從該部分苔的厚薄，表示病程的改變。如果從薄而變厚，表示該病不大好，逐漸惡化下去；相反從厚而漸漸變薄，表是病情正慢慢好轉中——直至全部恢復。

4.舌苔的濕與燥表示什麼？

正常舌苔除了薄，可以從外面看透苔質之外，還應潤濕有度；看上去不應水汪汪、濕澀澀的；有些人看上去，整條舌表面滑滑溜溜，舌苔上佈滿水液，我們稱它爲過濕。與此相反，有些是過於乾燥，舌苔表面燥糙，沒有濕潤的關係，令苔變得粗糙棘手之突出。我們叫它爲燥苔。

濕苔和燥苔，都是不正常現象，表示可能蘊藏著不同的毛病。

濕苔，表示有痰、寒、濕的現象，常見於哮喘、慢性支氣管炎、慢性腎炎、腎綜合症、肺心毛病。從苔的濕潤程度，可窺見有關病情的嚴重程度。

燥苔，多數表示有熱病和炎症，中醫稱爲有陰津虧損之象。一般如肺炎、猩紅熱、急性氣管炎、胃炎、嚴重的便祕、急性腎炎、急性膀胱炎、癌症、電療及化學治療之後。

如果病人患有慢性消耗性疾病，突然出現燥苔，乃疾病惡化、病人抵抗力衰弱的現象。

與濕苔十分相近的現象，從外面看上去，不單濕而且舌苔厚，舌邊及舌尖苔較薄，中間特別厚，全舌好似灑上一層厚厚的油液，我們稱它爲膩苔。

膩苔多表示消化道的疾病。常見的如慢性肝炎、營養性肝腫大、消化道潰瘍病、慢性胃炎。

同樣，我們也可以從膩苔的濕膩變化的程度，看出病情的好壞變化，這些，對醫生和病者，及病人家屬，都起了很大的幫助。

5. 舌苔脫落顯何病？

中國醫學和中國文化一致，都恪守中庸之道——過與不及都不正常。中醫精神一貫是保持「平衡」！任何踰越這個平衡，毛病必然出現。

我們談舌苔，也正是這樣：太厚的舌苔不行，那麼，沒苔呢？沒有舌苔，同樣是不行，是某些疾病的現象。

有人發現，舌苔忽然全部或局部脫落，舌質完全暴露了出來，我們稱它爲「脫苔」。

脫苔分二種，一是局部性脫苔，一種是全部舌苔脫落。

★局部性脫苔

如果是部分性脫落，而脫後外露的舌質呈現淡白色而舌體瘦弱者，是消化系統問題，多是胃或腸消化和吸收「功能」問題。所謂「功能」問題，是西醫從「器象」角度看，沒有問題，沒有發炎，也無穿無破；可是該器官發揮不了正常的應有功能，中醫稱它爲胃氣不足。

如果露出的舌質呈紅絳色，表面乾燥者，中醫稱爲胃陰耗竭，與上面一樣，同樣是消化道功能不足，但程度上更差，是不佳的現象。

★全舌脫苔

第二種是全舌脫苔，所有舌苔退盡，舌面光滑如鏡。中醫認爲這是胃氣枯竭，是危險的舌象。常見於急性熱病衰竭期、惡性貧血伴有胃酸缺乏症後期、慢性消化道毛病後期。這些，都是十分危急的疾病，預後十分差。

★地圖舌

與上述這些完全不同的另一種脫苔是出現於小兒，它的特點是：東脫一小片，西脫一小片，並且經常轉移位置，其脫落邊緣，狀如蜿蜒的地圖，所以稱爲地圖舌。

出現地圖舌的小兒，多與過敏體質有關，是先天性毛病的現象，最常見的毛病是哮喘、濕疹、脂溢性皮炎。倘若出現地圖舌而未見上述毛病的小兒，應十分小心留意，預早請教醫生如何提高小兒體質，以減輕或避免這些毛病的出現。

6. 舌苔的顏色與疾病的關係

舌苔的顏色，與疾病有直接的關係。我們可從它的變化中，得知可能是什麼病及病情的發展如何。

舌苔的顏色比較容易受外來因素所影響，得小心分別，否則有時自己嚇壞了自己。例如有一次，病人急電，要我馬上去看他——有十分不可思議的疾病可能發生。他是我的老病人，幾乎已變成了好朋友，於是在非辦公時間回診所看他。

把他嚇得不得了的是——他伸出了舌頭，全舌舌苔變成黑色；他從書中知道這是惡病的訊號，所以要我馬上看他。當初一看，也嚇了我一下；但他的舌苔黑得十分均勻光亮，舌質潤滑正常，舌體活動自如靈活，也沒有特異的氣味出現，特別是沒有其他任何病症。於是我問他剛才可有吃過什麼東西，他回答沒有，接著說，只飲了一罐可樂而已。這一下可有了答案，可樂的顏色，很容易染在舌苔上。

不單可樂，許多有顏色的食物和飲料，也會將正常舌苔變色，如中藥黃連、橙子，會將舌苔變為黃色，吃巧克力、橄欖、有色汽水會將舌苔變成深褐色。因食物和飲料所造成的舌苔顏色改變，它的特點是：

1. 顏色明亮光滑；
2. 舌質正常、肥瘦正常；
3. 舌苔表面潤瑩，沒有疊起突出；
4. 更重要的是，除舌苔變色外，沒有其它症狀；
5. 舌苔變色，只消一、二小時後，會自然消失，恢復常態。這些，可以不必擔心。

病態的舌苔變色，主要有幾種：灰黑色、黃色和白色。

★灰黑色

灰黑色舌苔確實是嚴重病的徵象之一，多數初期出現舌苔焦黃，後來才變成灰黑色，這黑色是暗然無光，表面乾涸而厚起，有時突出成粒狀，非常難看。古醫書對黑苔認爲是十分危惡的病象，古書記載：「舌見黑色，水克火明矣，患此者百無一治。」百無一治，只是按當時醫藥環境而言，在現代抗生素和藥物的控制下，許多仍然可以治癒的。

臨床上出現黑苔的人，多見於患有壞疽性闌尾炎、闌尾炎穿孔並瀰漫至腹膜炎、重症肝炎、膿毒性血症（這些病在現代仍是嚴重病，在古代當然「百無一治」了）。

★黃色

如果苔色從黃→焦黃→變黑，這是一個惡化的演程，應該將其變化告知醫生；相反，苔色從黑變黃，是良好消息。

黃苔，多主熱病，最常見的急性炎症和急性傳染病，如流行性感冒、急性扁桃體炎、流行性腦炎、急性腸炎、肺炎、急性肝炎、急性腎盂炎、膽石症、敗血症……。

我們可以從黃苔的變化，看出病情的惡劣與否，不佳的訊息是——舌苔從淡黃→老黃→焦黃→黃灰。如相反的變化，即表示病變進入恢復階段，是良好的消息。

★白色

另一種與正常十分相近的顏色，是白苔。正常的舌苔是淡淡的白色，病態的白色是：表面不平滑，沒有光澤，舌苔厚薄不勻，有些可以看到類似白糜狀的白塊，當然，更重要的還伴有整體的其它症狀。

中醫認爲白苔是寒症。許多身體衰弱而初染感冒或消化出現問題時，多有白苔出現。得了慢性消耗病的人，因日久體質下降，也會有白苔出現，它是身體抵抗機能低下的徵象之一。身體虛弱、抵抗力不足，中醫統稱爲「寒症」。

長期出現白苔，而身體沒有出現太特別症狀的人，多數會覺得容易疲勞、怕冷、消化不良、喜吃熱物、多睡，這些都是「寒症」的特點，雖看似沒有大毛病，但自身抵抗力低下，一旦染上什麼毛病，便從小變大，造成治療上的困難，所以我主張，凡是長期出現白苔，應請中醫師給予調理，提高整體抗病能力，這是防病的積極方法。

7.舌麻——中風的預訊！

至目前爲止，中風仍是中老年人中發病率很高的可怕疾病之一。中老年人除了癌和心臟病之外，中風算是最令人恐懼萬分的惡疾。因爲一惹上它，重則死亡，普通則不能活動正常，半身不能動彈，對生活素質起著太惡劣的影響，確實令人心寒害怕。

最最令人恐懼的，它急急而來，突然發作。本病眞的是「突然發作」，一點訊息都沒有嗎？其實，它是有一些預告的，不過有時並不明顯，令人忽視了而已。

例如，最常見的預告訊號，是舌頭麻木。

舌體的感覺神經十分豐富和密集，不單對味覺反應靈敏，對其它感覺也十分靈敏，身體一些不大明顯的異常變化和感覺，它有時會十分及時的反映出來。

如果突然出現舌頭感覺遲鈍，嚴重者出現麻木，不能自如控制的話，這是身體給你的嚴重訊號——中風的先兆。如果平時有高血壓症狀者，更是危險的訊號，應馬上請醫生檢查防止中風的突發。

有人主張中老年人，特別是家族中有人中風，而自己有高血壓的人，每天早晨刷牙時，伸出舌頭，左、右、高、低，蠕動一下，是否控制自如，如果不能良好控制，或無法控制者，馬上通知醫生。這是一個簡單而有效的早防中風的方法之一。

舌頭除麻木之外，有時會痛。

舌痛可能隱藏什麼毛病呢？

這可大可小，小者，只不過是舌生了小瘡，或舌頭發炎而已，嚴重者，可能是舌癌。別害怕，它們的區分並不太難。

舌頭局部發炎或小瘡，可從外表看得出，如生了紅色稍凸的小瘡，它多發於舌的邊緣、舌尖；咀嚼摩擦時引起疼痛。

一般舌頭發炎，舌體出現紅腫、咀嚼困難，有時會有小硬塊和小潰瘍，但不嚴重。

如果出現硬結或潰瘍，擴張很快、十分嚴重者，這可能是舌癌的徵象，要十分小心。它的特點是疼痛劇烈，有時反射至耳顳部，嚴重的整個面側都受影響。這要十分小心，好好與上述舌炎區分，及時請醫生診治。

全身性疾病，也會引起舌痛。

如果舌痛而舌體萎縮光滑者，可能是嚴重缺乏維他命B群症；舌質紅而痛者，有可能是惡性貧血、肝病。

帕金森病，也會有舌痛出現，它的特點是痛且震顫，舌頭不能自如控制。

有些酗酒者，出現酒精中毒，也會有舌痛出現。

喉的異象顯病機

咽喉有二大特點：

1. 它是身體呼吸和消化的第一關口；
2. 它是最多接觸外界（食物和空氣）的進口處，也是最容易惹病的地方。

所以，它的任何異象，除可能是局部咽喉毛病之外，極可能與身體其它器官有關，特別是呼吸系統及消化系統。

咽喉的異象，主要有下列二點：

1. 喉痛；
2. 吞嚥異常。

1. 喉痛要留意

幾乎每個成年人，都有過喉痛的「經驗」。大多數人不把它當爲一回事，不予治療。事實上，許多時候出現喉痛，確也不是什麼大病，在許多情形下，小小問題都會有喉痛出現，例如：煙酒過多、熬夜、睡眠不足、多食煎炸食物、多食刺激辛辣食物，甚至講話太多、太大聲、疲勞過度、身體缺水……，都可能會有或輕或重的喉痛出現。這些當然不是毛病，只要針對原因補救，喉痛自動消失。

可是，並非所有的喉痛都是這樣，有時，它是重要疾病的訊號，我們要小心留意。

喉痛分局部和整體疾病二大部分。

★局部疾病

有因鼻咽部、懸雍垂、軟腭、口咽部、咽淋巴組織以至舌根等部位，發生任何創傷或病變，都可直接引起喉痛，最常見的有：急性扁桃體炎、急性喉炎、鼻咽炎、潰瘍膜性咽峽炎、扁桃體周圍膿腫、咽部創傷（包括由食物刺傷）、喉部創傷。

除因創傷外，其它各病，多伴有發熱、惡寒、疲勞等症狀。如果只有吞咽才會喉痛，而沒有其它症狀，可能是創傷或有異物刺激，例如小魚骨、雞骨、炸品的屑物等物、刺掛在喉頭，上下不得，也會有喉痛。

如果喉痛時間較長，超過四天者，應檢查喉黏膜是否出現潰瘍；若喉痛劇烈，如若刀割，時間又長者，應小心查看是否喉部腫瘤或癌腫。注意，時間十分重要，喉痛不應太久不退，否則要進一步檢查，不可有誤！

★全身性疾病

一些全身性疾病，往往也會引起喉痛。這些多數是傳染性疾病，如：猩紅熱、天花、水痘、白喉，都是突然發作，有明顯的全身性其它症狀，如發熱、惡寒、出汗、頭痛、噁心、厭食、嗜睡或不能安睡，這些都是急性病，應請醫生徹底診治。有一點要特別提醒大家的，上述這些疾病，在現代醫學治療上十分容易，但時間因素非常重要，如果將病拖得太久才診治時，不單增加治療上的困難，嚴重的，會有後遺症出現，如有引起將來心臟或腎毛病的可能，特別是兒童和少年病人，更應小心。

總結全篇，只有二句話：喉痛可能是小毛病，但也有可能是急性病的早期訊號，一有該訊號出現，千萬不要小視，最好請醫生診治，不要自己亂用成藥和拖延！

2. 吞嚥異常是何病？

咽喉的功能，當然是來吞嚥食物的，任何引起該功能不能完美者，一定有什麼毛病了。對任何吞嚥的不順暢，我們統稱爲吞嚥異常，但實際上，應分爲二方面，一是的的確確吞食食物或飲料時發生障礙；另一方面是，吞嚥時，覺得十分不順暢，但只是「感覺」而已，食物和飲料並沒有受任何實際阻礙。照樣從口腔順咽喉、食道至胃中。

★吞嚥障礙

第一方面的吞嚥障礙，是食物從口腔至胃部這個過程中發生困難；較常見的是食道腫瘤或誤吞異物卡住於食道中，這多見於兒童和老年人，特別是果仁之類；這種情形，要請醫生特別檢查，自己不可亂來，有人用飯糰企圖將異物「壓」下去，不單無效，有時反而更糟。如果發現是腫瘤，更應及早診治，腫瘤與異物卡住的區分是，前者吞嚥困難從輕而重，經過一段時間，慢慢加重；後者是突發性的。

★咽喉有異物

第二方面是覺得咽喉有異物，食物時有「噎阻」的感覺，但並不影響吞嚥。這情形，多發生於咽部鄰近組織的病變，如咽黏膜病、扁桃體炎、頸淋巴結炎、頸纖維組織炎。

有時，一些較遠的器官毛病，透過神經反射作用，也會引起吞嚥異常感覺，如消化道潰瘍、胃下垂、腎結石；但這類較為少見。

無論如何，一有吞嚥困難者，最好請醫生先作咽喉檢查，再作食道透視，當排除了所有可能發生的疾病，而仍然還找不到毛病者，可能患有另一種疾病。

許多人「覺得」吞嚥不暢，喉部經常有阻塞的感覺，有時覺得有道「氣」從食道向喉部上擁，十分辛苦；但經所有檢查，都查不出什麼毛病，醫學上稱為「神經性吞嚥異常症」，中醫稱它為「梅核氣」，一般更年期的婦女，十分常見。

這是一種神經性毛病，是神經失平衡，與情緒、精神有直接關係；中醫認為是「肝氣鬱結」，與荷爾蒙的變化有關。應該從平衡神經系統治療，方為有效。

頸的異象顯病機

有人說，頸是人體健康的天文台，許多——大部分毛病都會在這「地區」反映出來。說也是，它是身體總指揮台——大腦下控全身各器官、區域的通運，是身體中，最密集的神經、血管、淋巴、肌肉、筋骨……的地區。它的任何異象，都有它的涵義和訊號，瞭解了這些涵義和訊號，可以知道許多毛病的存在。

頸部異象，主要有下列幾種：

1. 頸腫；
2. 腫塊的惡性和良性；
3. 頸部的硬和軟。

1. 頸腫——不同部位表示不同毛病

頸是頭顱和軀體的唯一橋樑，是大腦控制和接受全身軀體反應的交通「樞紐」。它是全身體中最繁忙和重要的「區域」。在這不到五寸的小「圓柱」中，滿佈著：脊髓、食道、氣管、血管、神經、淋巴。所以，頸部的任何變異，都不能輕視。

由於頸部大部分裸露在外面，我們可以容易看到和摸到它的變化，所以我們可以利用這一點，及早發現任何異常，掌握健康的訊號。

通常見到的頸部異常是腫脹。

正常人的頸，用手摸上去，應是平滑軟滑，左右對稱，可觸摸到二索頸肌，肌肉外面是平滑有彈力。如果按下摸下時，出現有任何腫塊，或左右不對稱，這要小心是否出現腫塊。

如果出現腫脹，要察看它的位置，不同部位腫脹，表示不同的毛病。現在我們將它區分出來談談。

★頸前

頸正前方摸下去出現腫大，如果界線分明，表面光滑，可能是甲狀腺腫大。再小心用力向下壓，應覺質地柔軟，試試作吞嚥動作，應隨吞嚥而上下移動。

如果摸上去質地堅硬、表面不平時，問題比較嚴重，應小心作組織檢查，檢查是否甲狀腺癌。甲狀腺癌的另一特點，是可以在頸附近淋巴結發現淋巴結腫大。

無論是一般甲狀腺腫大或癌腫，都要及早請醫生診治。

★頷下

頸的左、右頷下，即耳垂向下之頸部。一般只出現一側腫大，極少同時二側出現。頷下這個位置是唾液腺的所在地，此處腫大，多是唾液腺腫大，如果外表出現微紅，溫度微升，按下時覺質韌者，多因流行腮腺炎。如果外表不紅，溫度不升，而腫脹時間很長（超過二個星期）者，應可能考慮是否慢性肝病，要請專科醫生徹底檢查。

★側前方

頸正側及正中之間，如果用南北方向來算，若頸向正南的話，應是東南、西南方向的位置。這個位置，是頸淋巴結的所在地，如果出現腫脹，多呈圓形，表面光滑，用力推著能動，並有輕微壓痛感，可能是慢性淋巴結炎。

若同時出現紅、腫、熱及明顯壓痛，多是急性淋巴結炎。

如果淋巴結腫大，變硬，腫塊界線不分，黏連成一片者；應小心檢查是否淋巴結核。

也有些人，腫塊很大，連成一片，但無壓痛，患者長期體質虛弱，可能是頸淋巴肉瘤，應好好檢查爲要。

★鎖骨對上位

頸的最下部分，即鎖骨對上的窩口處。當這窩口出現腫脹，如果質地較硬，沒有壓痛，用手推之不動，而連成一片者，應警惕是否惡性腫瘤轉移至淋巴腺，造成腫大的可能。有這情形發生，並不一定是來自頸部瘤腫，有時其它「地區」腫瘤，如自胸、腹部、乳房、胃腸道甚至胰腺，小心檢查這些器官有否惡性腫瘤的存在。

所以，這位置一出現腫塊，應十分認眞馬上對上述各器官作徹底檢查，能及時發現毛病的所在，對徹底治療有極大幫助。

2. 如何區分頸腫塊是否惡性？

談了許多有關頸部腫脹，最重要的是，該腫塊是惡性或者良性，許多情形下，只不過是普通的發炎和良性腫塊，病人不必太擔心；但如果是惡性的，便一定要盡快診治，並且，時間因素十分重要，換句話說，越快發現和治療，效果好些，危險也降低些。

如何及早發現硬塊是惡性或良性呢？

我們將它簡化和扼要介紹一下，只要小心按下列各點檢查，會很快明瞭。

★腫塊生長的快與慢

如果是良性硬塊，它的生長十分慢，有時一、二年內沒有變化，所以許多醫生見腫塊不生長，叫病人安心觀察就是這個原因。如果生長快速，有時數日內可以摸出它的長大者，惡性的可能性很大！

★腫塊能否推動

良性腫塊一般可以用手推得動，活動性較大；惡性者因腫瘤浸潤入組織，所以推之不動，或雖能動，但連同表面皮膚也被拉扯牽動。

★腫塊生長的位置

腫塊生長在一些「危險」區，惡性的可能性很大；什麼是「險」區呢？以頸部來說，最危險的地區是淋巴結內。生長在淋巴結內的腫塊，多數是危險的惡性腫瘤或由它處轉移過來的惡性瘤。由於它是生長在淋巴結的內部，所以用手摸上去，只覺整個淋巴結脹大，質地十分堅硬。硬塊是生長在淋巴結外的話，可以摸到淋巴結，同時觸到硬塊生長在外面。

★表面和質地

這是十分重要而比較容易區分的。良性腫塊摸上去，表面平滑，壓下去，較柔軟而有彈力；惡性者表面不平，邊界不清，質地堅硬。

最後有一點要提醒大家的，是有時良性腫瘤會變成惡性的，不要以爲良性者，不必理會；我主張，不論良性和惡性，一定要請醫生診治，這才是最佳方法。

3.頸部的硬和軟表示什麼？

正常人的頸部是柔軟而有力，活動自如，伸展正常。如果活動受限制，出現堅硬或牽強；或者柔弱無力，活動呆滯者，都是不正常現象。

頸部強硬，轉動不靈活，有時是睡覺姿勢不佳，感受風寒所致，尤其是夏天睡覺時，有冷氣或風扇直吹一側，很容易出現頸一側轉動困難。這個問題不大，只要適當休息、熱敷或作適當撫摸就行。

如果頸部強硬，與上述風寒無關，並且出現頭暈、面紅、血壓上升，要小心可能是中風的預告！無論如何應請醫生檢查，以防萬一。

有時頸轉動時發現頸骨「咯」「咯」作響，轉動不能自如，或雖能轉動，但牽連到整側頸肌疼痛，這可能是頸椎骨有問題，因頸肌扭傷或頸椎離位所造成，通常，整脊醫生對這類毛病有良好療效。

與頸硬相反，頸部無力萎軟，同樣是不正常現象。如果久病、重病病人，出現頸部軟弱，不能抬頭者，是不吉現象，中醫稱爲元氣耗盡之象。

一些嬰兒也有頸軟的現象，這可能是先天性的骨骼問題；有些是因鈣質不足所引起。如果同時伴有吞嚥障阻、眼眶下垂，可能是重肌無力症；無論如何，不論何原因引起的頸部無力症，應盡快請醫生檢查，作出補救，這對嬰兒的正常發育與否，有重大的關係。

腰部異象顯病機

由於人是直立的，腰部變成是支持直立及一切運動的負荷中心；而它裡面，有腎臟和生殖器官的神經中樞，所以當它出現異常時，除可能是腰局部病變外，也有可能是腎或生殖系統的毛病。

腰的異象，主要是腰痛，腰痛應分二方面不同：

1. 一般腰痛；
2. 女性腰痛。

1. 腰痛的告示！

一座大廈及建築物，必有一支粗壯的棟樑；一條大船，必有一條堅強的龍骨；人體也是一樣，從上而下，脊柱就是人體的棟樑，支撐著整個身軀。由於人體是直立走路，所以這脊柱的負擔和壓力特別大和不均勻；尤其是在腰椎這部分，是負擔和維持、連接上下半身的扭帶，它所受的壓力尤其大。也是脊椎中最容易受傷的位置。該位置的任何損傷，它最突出的症狀是腰痛。

幾乎每個成年人，都有過或大或小的腰痛經歷。

腰痛只不過是一個告示，它的出現，提醒我們，身體（或該部分）發生了某些毛病，我們不可忽視。

一般運動和某些體力勞動後，腰部出現疲痛的感覺，只要經過休息、按摩或熱敷後，疼痛會下降、消失；這是正常的肌肉疲勞現象，不是毛病，與因某些疾病所引起的腫痛、徵象完全不同。

最常見引起腰痛的原因是經運動或過度體力勞動或外傷（如車禍），會致腰椎間盤突出者，它的特點是：

1. 一側腰劇痛；

2. 疼痛由腰向下肢後方及足部放射；

3. 咳嗽、大便時疼痛加劇。

這種腰椎間盤突出症，是腰椎的椎骨走位，直接壓迫到神經所造成，所以非常痛，嚴重者臥床不能起身。這類病，一般整脊醫生或針灸醫生有良好的治療方法。

腰關節炎，也會有與上相似的腰痛。不同的是，疼痛沒有那麼劇烈；休息時，疼痛減輕，但當體力工作者運動時，疼痛明顯上升。並且腰關節炎的腰痛，往往不是單側，並且疼痛較少向足部放射。

如果腰部長期隱痛，時好時發；用力叩打腰部區域，出現疼痛加劇，這可能是患了腎盂炎、腎結石或腎結核；不過，這類毛病除了腰痛外，還有一些其它症狀，如小便異常，如頻尿或少尿、尿急而無法排出、水腫等症。

許多中老年人，出現長期反覆腰痛，是由於腰部僵硬、腰肌萎縮令腰椎曲度改變而引起疼痛，這一類腰痛可在腰肌外面觸摸到十分堅硬缺乏彈力，或萎縮無力，這一類治療起來比較麻煩，並應配合物理治療，效果方較理想。

還有一種是年輕人或運動健將最常見的腰痛，是腰肌扭傷。雖稱「腰肌」，但實際上並非單純的肌肉，是肌肉深處的筋。如果單純腰肌扭傷，治療上比較容易，但筋的扭傷，治起來便困難多了。腰筋扭傷的特點是：

1.發作突然，多因運動或搬運重物的姿勢不正確，用力不妥，會覺「咯」的一聲，痛如刀割，甚至不能移動；

2.用手摸按腰部，會出現痙攣性肌肉扭曲狀，有壓痛；

3.固定於某一姿勢，疼痛會輕些，否則，劇痛。

這一類扭傷性疼痛，針灸治療，效果良好。

2.女性腰痛更應小心

引起腰痛的各原因，無論男性或女性，都可能會患上，但除上述這些外，婦女有更多的毛病，會引致腰痛，是男性所沒有的，所以，婦女患腰痛的比例比男性多，病情也較多變化。

由於女性有月經、孕育、分娩……等關係，直接影響腰部及有關位置，很容易引起腰痛的出現。當然，除腰痛外，還有其它症狀可參考。

最常見的是子宮位置異常。

子宮位置異常，包括子宮前傾、子宮前屈、子宮後屈。這些，都會因牽動內面的韌帶而出現腰痛。它的特點是隱隱作痛，在月經來臨時，痛得比較劇烈。這些，尤其多發生在發育期的少女。

這一類腰痛，還有一個特點是，一般比較怕冷、身體較弱、多愁善感的林黛玉型少女。這一類病，應盡早請婦科醫生檢查治療，以免影響正常發育和將來的生育。

婦人的盆腔比較容易發炎，如盆腔腹膜炎、子宮骶骨韌帶炎、結締組織炎，這些炎症會直接刺激引起腰痛。因這類病引起的腰痛，一般不會銳痛，是一種壓迫性的隱痛，並伴有下體脹壓感，也有些白帶和異常陰道排出物出現。當然這一類也屬婦科醫生診治最為適合。

嚴重、長期壓迫性腰痛，如果一般治療而效果不佳，要小心檢查是否盆腔內的腫瘤所引起，如子宮肌瘤、子宮頸癌、卵巢囊腫。

此外一些生育過多、性生活過繁、避孕方法不良、小產，都會有腰痛出現。

另一種腰痛，是在外國比中國常見的（不分外國人和東方人），是產後欠缺調理所引起的腰痛。大家知道，孕婦需要極多的鈣和其它蛋白營養，以利胎兒的生長，無論孕婦營養如何豐富，都會或多或少的影響至孕婦的骨質；加上妊娠時的用力，很容易影響有關腰椎的承受力，倘若產後失調，因而出現長期腰痛，尤其是年紀大時，更爲明顯。

在國內，大多數孕婦產後，都會十分小心補養，有一段時間的護理，包括食療和不作粗重的工作，所以這方面問題不大；但在外國，外國人當然不懂，而中國人也因環境和條件的關係，無法照國內的做法，作產後調理，所以，這方面的腰痛特別多，以我自己的記錄，這類腰痛比在香港執業時，超過四、五倍左右。正是因缺乏產後調理這個原因。

乳房異象顯病機

一提起乳房，好似只是女性獨有。這只對了一半。是的，它是女性性特徵之一，所以任何異象，除乳房局部毛病外，與女性性內分泌及生殖有關。但是，男人也同樣有乳房——不對，男性稱爲乳部——它的異象，同樣表示有毛病，更要小心注意。

乳房（乳部）的異象，主要有下列幾種：

1. 乳房的大、小；
2. 乳房對稱與否；
3. 乳房的硬塊；
4. 乳頭溢出液；
5. 乳脹痛；

6.男性乳部異常。

1.乳房的大小與荷爾蒙的關係

上帝賜給女性美麗的乳房，並非只爲了觀賞，它美麗的背後是負起哺育嬰兒的使命。可惜現代人只看外表的一面，忽視了它的眞正使命！甚至，有些人以爲哺乳對乳房的美觀有影響，甚至生了孩子，放棄用上帝賜予的人乳餵養嬰兒，這當然是十分錯誤的做法；但「潮流」如此，有什麼辦法呢？這是人們對乳房看法的第一錯。

第二錯是，以乳房的大小，作爲女性荷爾蒙是否正常之標準。以爲，乳房小的女性，是女性荷爾蒙不足，乳房大的，是荷爾蒙充足的象徵。

乳房的大小，與女性荷爾蒙有一些關係，但不是絕對的！乳房在整個發育過程中，受許多因素影響，如遺傳、種族、體型、營養、運動，當然，荷爾蒙分泌也是因素之一。

如果乳房發育較小，甚至非常平坦，並非一定是女性荷爾蒙不足，應該多方面研究。

乳房發育不佳，一般分生理性和非生理性二種。

生理性者，即並非病態的乳房發育不良，多與遺傳和種族有關。例如東方人與歐美、拉丁美洲女性相比，是有很大的距離，她們一般乳房發育巨大，即使所謂發育不佳者，比東方女性仍大很多；這一點改變不了的。家族遺傳也是一樣，一般母親乳房發育較大的，女兒也會有較完美的乳房，相反則否。其它營養、運動，只是一些輔助作用而已。

非病態的乳房細小，它的特點是，除乳房發育不良之外，其它性生理沒有異常，如陰毛、腋毛生長正常，月經正常，陰道分泌正常，身體其它部位發育正常，這情形下，不必特別治療。

如果超過十六歲，乳房發育不良、月經不出現、陰毛及腋毛生長障礙，這屬於病態，應及早請醫生檢查，可能其它內分泌毛病，或發育期患有消耗性疾病，要及時診治。

與乳房發育不良相反，乳房巨大。乳房太大，大至超過正常情形，是一種毛病。什麼才算超過正常情形呢？如果少女的乳房，大至垂下者，是不正常現象，醫學上稱它爲巨乳症。

出現巨乳症，可能與體內性荷爾蒙非正常分泌過多有關，也有些是因乳房組織過於豐富而引起乳腺管高度增長所致，要請醫生檢查、治療。有些人出現巨乳症，但情形不太嚴重者，可以用適當的乳罩托提，但要小心不可引起腰部的過度負擔，否則出現腰柱變形、彎曲，引起腰痛。我有許多病人，主訴腰痛，診查結果，是與乳房太大有關，這些美國女人最爲常見。有些東方人，因手術健胸過度，也有這情形出現。是非正常現象。巨乳症嚴重者，需作乳房部分切除，否則影響正常生活。

2. 乳房不對稱是病嗎？

有一位病者，認爲自己的乳房一側有問題，可能是瘤腫，因左側乳房比右側乳房大很多，雖然並無異常感覺，但令她十分擔心。

經詳細查，發現她的擔心是多餘的，左側乳房雖大，但其中組織十分正常，只是二側發育不同而已。事實上，很多婦女的乳房，兩側大小並非絕對相同，有時一側比另一側大些或小些！只是一般差異不十分大，沒引起特別留意而已。

許多人左右手、左右腳的長短、大小都並非絕對相同，乳房也是一樣，會出現屬生理性大小不對稱，多數右側比左側略大，這可能大多數人習慣用右手，使右側胸大肌較左邊發達之故。

如果左右乳房相差較大，可能兩側乳房對女性荷爾蒙包括雌激素和孕激素的敏感性不同，因而有不同的發育反應，這不應算是非生理現象，醫學上稱爲變異生理現象，屬正常生理現象範圍，也就是說，不必作治療。

但，如果左右兩側差異實在太大，有影響外觀者，可以作一些外科切除手術，將過大的乳腺組織切除，取其平衡。以我的看法，如果可以用乳罩及其它外用彌補美化方法，令兩乳看起來不太懸殊，便可以了，可避免手術更佳。

有一篇文章談及這個問題，建議著重一側（較小的一側）作運動，並舉出這運動的具體做法，有一位病人，帶了文章來見我，問我是否有效。

我的見解是：運動對肌肉的發育強壯有肯定的效果。但乳房的大小，除受胸肌一些小影響外，主要是受乳腺組織的發育所決定，而運動對該組織沒有明顯直接的影響，所以，希望用運動來改變乳房的發育和擴大，機會甚微。

由於這並非病態，所以，不必太過緊張和著意改變；如果外觀上並無太大的影響，可以不予理會。

3. 乳房有硬塊是何毛病？

乳癌是婦女可怕的殺手，許多女人一提起它的名字，有談虎色變之感。許多醫生教授婦女，每天作自我檢查，如出現異常，馬上請醫生作詳細檢查。自我檢查，主要是摸撫乳房，看看有沒有硬塊和異常；這種檢查法是十分有用，但有時也把自己嚇壞了。許多婦人，摸到了硬塊，以爲自己不幸「中招」，其實，乳房中摸到硬塊，並非一定是病態。

不錯，健康的乳房，摸上去應是光滑柔順，不會有凹凸的出現，如果眞的出現凹凸和硬塊，要更小心檢查，因出現硬塊，有屬生理的和病理的，必須分清。

屬生理的凹凸和硬塊，可能是由乳房腺體小葉或乳房脂肪所構成，這些不屬於病態，它與病態的硬塊和凹凸有明顯的不同。屬生理性者，它的特點是：

1. 雖然摸上去是凹凸，但十分均勻，加以壓力，覺得質地十分柔軟；

2. 外觀上，雙側乳房對稱，乳頭不會出現一側斜向另一邊；

3.乳房沒有異常之脹、壓和不舒服感覺，撫摸硬塊時，也沒有疼痛和不舒服的感覺；

4.沒有明顯長大和擴張的現象出現。

有一些與上述生理性十分相似的凹凸和硬塊，但卻是病理性的，如乳腺增生、乳腺囊腫、乳腺纖維瘤。乳腺增生，多發生在中年婦女身上，摸上去呈圓形或不規則形，但邊際分明；觸覺質地韌如橡皮球，可以推動。一般多屬良性，如不是生長快速，不必考慮切除，但要小心留意其變化。

乳腺囊腫，多見於青年婦女。一般發生在哺乳期或停止哺乳以後。該病的特點是摸上去呈球狀，表面光滑，有彈性，與周圍組織分界清楚。出現乳腺囊腫，如果有長大的趨勢，應考慮給予切除手術。

乳房纖維瘤，多見於青年未婚女子身上。它的特點：往往只出現於單側，形狀呈正圓形，觸摸表面十分光滑，質地較硬，邊界清楚分明，可以左右、上下推動，及壓力下沒有疼痛和不適。乳房纖維瘤一般多良性，雖屬良性，但仍主張切除爲佳。

上述這些，基本上都是良性，如果不幸是惡性的，可要特別小心，馬上找醫生進一步診治。惡性腫瘤的特點是：

1.多出現於一側乳房；

2.硬塊不規則，表面堅硬不平；

3.界線不清，或與其它組織混成一片；

4.推之不動，推動時有壓迫和不舒服感覺；

5.乳房外型有異，兩側乳頭不襯，有「硬塊」之乳房，乳頭偏向一邊或上、下異向；

6.有些出現乳頭有溢出物；（此點，我們另文詳加分析）

7.乳房有壓迫感，或疼痛，特別是在撫摸和施壓力時。

嚴格的說，只要發現乳房有硬塊，而又有上述各點中之二、三點現象者，都是不吉之兆，不必遲疑，應馬上請醫生進一步作詳細的有關檢查。

非常重要的一點是：盡快！

4. 乳頭溢液是生理和非生理現象

正常婦女在非哺乳期，乳頭應沒有特別液體排出，如果有，醫學上稱這現象爲「溢液」。

出現乳頭溢液，我們要十分認眞區別和觀察，因爲可能是生理現象之一，也可能是乳房腫瘤和乳癌的徵兆，千萬不能忽視。

生理性的溢液主要在下列幾種情形下會出現：

1. 婦女停止哺乳，在一年內，有時會有少量乳汁分泌出來；
2. 女性在性高潮時，出現乳房血管充血、乳房脹大、乳頭勃起，此時往往有小量的分泌物溢出；
3. 女性更年期，因內分泌紊亂，有時也有分泌物溢出。

屬生理性乳頭溢乳，都有一些共同特點：多數雙乳同時出現溢液；溢液時間短暫，液體不多。

這一類生理性溢液，當然不必理會及治療。

病理性乳頭溢液，分爲二種，一是良性，一是惡性，我們要小心區分。

許多乳部毛病，會有溢液現象，如乳腺炎、導管擴張症、乳腺增生症，這些都是良性的。惡性的乳癌，同樣會溢液出現，如何區分呢？

比較容易的方法，是觀察溢出液體的性質，可以大體上知道疾病的眞相。

1.溢出液體似膿性者，大多數是導管內炎症所致，如乳腺炎、乳導管擴張症；

2.溢出液呈淡黃色者，可能是乳腺疾病，其中以乳腺增生症最多見，有時某些藥物（長期服用）也會偶然有這情形出現；

3.溢出物呈紅色，有些是鮮紅，有些是深紅或咖啡色、褐色，無論哪種顏色，都是危險的訊號，很可能是乳癌的凶訊；

4.溢出液呈清水樣，無色透明，帶黏性，許多人都忽視這現象，其實，它同上述紅色溢出物一樣，是危險乳癌的訊號之一，千萬不可疏忽。

此外，還有二個方法，可以區分溢出液的「善」「惡」。

首先，觀察溢出液是自行流出或是要擠壓才出現，如果液體是自行流出，是屬病理性，據統計，百分之十三乳癌，有自行溢出液的症狀。如果須擠壓才出現溢液，而且雙乳同樣情形者，多數是生理性。

另外，小心觀察，溢液是從一個乳腺孔溢出，還是多個孔溢出。女性乳頭是由十五至二十根乳腺導管的開口部集合而成，只要細加觀察，可以看出溢出液是從其中一個孔道溢出，還是多孔溢出，如果是前者，是屬病理現象，若後者，居多是生理性、藥物性或良性病變。

嚴格而言，對任何乳房的溢液，都要小心處理，如有疑問，應請醫生檢查，不要自作聰明拖延時間。

5. 女性乳房脹痛是什麼病？

乳房是十分敏感的器官之一，若有什麼不妥，便有異常感覺出現，最常見（幾乎每位女性都曾出現過）是乳房脹痛。出現乳房脹痛，有輕有重，時間上也有長有短，一些是屬生理性，不必治療，也有些屬病理性，必須請醫生診治。

★生理性

屬生理性的乳房脹痛，多數脹痛程度不很厲害，時間也是暫時性，通常，三種情形下，會有正常性乳房脹痛。

第一，發育期的少女。進入發育期，乳房開始發育，乳頭下可摸到一小圓形硬塊，並伴有脹痛感覺，脹痛程度是可忍受的，直至乳房發育成熟，脹痛感覺也自行消失。

第二，經期前二、三天。此時乳房也會有脹痛感，程度有時較厲害，輕輕一碰也覺得很疼痛，有時牽扯至腋下，一般當月經來潮時，疼痛自動停止。但也有些延至經期完成後二、三天，脹痛才眞正消失。通常不必特別治療，但如果脹痛太厲害，時間太長者，可請醫生幫忙。中醫認爲此乃「憂思鬱怒而傷肝」所致，用疏肝理氣之方法治之，效果良好，反而西醫沒有根治之方法。

第三，懷孕期。女性懷孕時間由於內分泌的改變，會出現或輕或重的乳房脹痛，時間或長或短，有些甚至持續至整個孕期，這類脹痛，最好不必理會，也無法改善。

★病理性

病理性乳房脹痛多見於急性乳腺炎。通常於婦女產後三、四週左右，尤其是初產婦人較易得此病。急性乳腺炎除乳房脹痛外，還出現有發熱、惡寒等全身症狀，乳房也會出現紅腫現象。

急性乳腺炎，應馬上請醫生診治，西醫更爲適合。

6. 男性乳部也有異常

男性乳房——應說乳部——是虛有其名的器官，沒有什麼生理上的意義和作用，但有時，它也會有異常的現象，通常是乳部脹大。

女性乳房脹大，是發育的象徵，男性的乳部脹大，是不正常現象。醫學上稱它爲「男性乳房發育症」。

男性乳部突然出現脹大，摸下去有圓形腫塊，質地稍硬，邊界清楚，不應黏連成一塊，稍加壓力，會有脹痛感覺。

也有些人，整個乳部脹起，有壓迫及壓痛感。

男性病態乳部脹大，有單側也有雙側，如果擠迫乳頭，會有乳汁樣的液體溢出，這表示情形更差。

引起乳部脹大，是表示可能出現某些疾病的訊號。一般睪丸腫瘤、睪丸萎縮、腎上腺功能不全、甲狀腺機能亢進，或肝臟嚴重損害。這些毛病，都可能出現乳部脹大的現象。

不同疾病有許多不同的其它症狀伴現，如睪丸腫瘤和萎縮，除乳部脹大外，還會伴有其它症狀，如陽萎、性慾消失、肥胖、聲調變尖或提高、性情改變。

腎上腺功能不全者，會出現疲勞、多睡、食慾不振、氣喘等症。

如果是甲狀腺機能亢進，會同時出現眼突、緊張、精神亢奮、手抖、失眠、出汗。

至於肝臟嚴重損害者，會有明顯的眼黃、皮膚乾黃、腫脹、嚴重疲勞、食慾不振……等肝病的症狀。

但也有少部分男性乳房脹大是一時性，非病態者，如有些少年進入青春期時，因內分泌的改變，會出現短期性的乳房脹大，通常並不十分明顯。還有一些五十至六十歲左右的男性，因男性荷爾蒙開始衰退，也會出現乳房脹大，這些，都是非病理性乳房脹大，不必治療。

手掌異象顯病機

小小的手掌，蘊藏著巨大的信息，包括命運和健康。這方面，有許多許多的專著，這裡，我們只專注研究它與健康的關係，從手掌的變化中，尋找它給我們的訊息。

這包括手掌和手紋二方面：

1. 從手掌色澤看疾病；
2. 從手紋看健康。這方面，我只找一些易懂、有實際作用、符合醫學統計的掌紋；對不適合這些條件的、比較懸殊和誇大的掌紋說法，不予介紹，這也許令一些讀者覺得欠於全面之處。希望大家明白一個執業醫學者的用意。
3. 指形與健康。

1. 從手掌色澤看疾病

體積不大的手掌，中醫認爲它是陰陽經絡的交匯點，體內一旦有什麼毛病，會從它的色澤、紋理、感覺和形態的改變表現出來。西方醫學認爲手掌上佈滿神經、血管，身體整體的病變，手掌應有一定的反應。

所以，手掌的任何變化，蘊藏著大量的訊息，我們要細心觀察和研究。先從手掌的色澤說起。

健康人的手掌色澤，是淡紅潤勻；並且全掌色澤一致。如果出現色澤改變，表示可能有某些毛病出現。

★紅色

手掌出現紅色，如果紅而均勻，自幼年已如此，不是突然變紅者，這是正常現象，人們稱爲「朱砂掌」，是與家族遺傳有關，不必特別理會。

如果突然出現鮮紅色，主要集中在大拇指對下的掌丘中，應小心可能有肝的毛病，這種局部鮮紅掌，有人稱爲「肝掌」，應小心請醫生作有關檢查。

如果掌色突然變得非常紅，而溫度稍高者，應小心有中風的傾向，若平時有高血壓病，或家族中有中風病史時，更應小心。

也有些人的掌紅得像紅蝦一樣，柔軟紅潤，要小心有否風濕病或痛風症。如果手掌初期呈紅色，繼而紅色漸漸加深，最後變成紫紅色，這是心臟病的訊號；若心臟病已患了多時，再出現這訊號，表示心臟病有惡化的現象。

有些手掌呈紅色，並可清楚看到網狀的小毛細血管，這可能是身體缺乏維他命C的訊號，許多「肉食」人士有這現象，要特別注意維他命C的補充。

★黃色

手掌長期出現黃色，是表示患有慢性病或消耗性疾病；如果是淡黃，兼且出現手掌皮膚變厚、變硬、乾燥者，醫學上稱爲「掌距角化」病，多與家族遺傳有關，治療上有一定困難。

如果是金黃色，要小心是否肝有問題。須請醫生詳細檢查。

★白色

手掌出現淡白色，多數是貧血，或患隱性貧血。大多數消耗性疾病，都有這種現象出現，尤其是肺部，應小心檢查該部毛病。肺結核病者，多有該現象出現。

★黑色

即使黑人，手掌也不會黑色，如果呈現黑色，表示可能有腎病；如果只是手掌中間呈褐黑色，其它位置不變者，可能是消化系統出現問題，須進一步檢查診斷。

2.從掌紋看健康

從人類有歷史開始，對手紋已開始有深切的興趣和研究。古今中外，研究手紋的書籍非常豐富，範圍也十分廣，包括手紋命運學、手紋與犯罪學、手紋與智慧學，同樣，也有大量文獻討論手紋與健康的關係。

事實證明，許多疾病，會引起手紋的變化，特別是一些疾病，手紋可以預告它的出現，如果我們小心觀察，掌握得好的話，可以預早知道患得某些疾病的可能，對診斷和預防，有著積極的意義。

下面，從許多文獻中，摘述一些特別的手紋，它與疾病有明顯的關係，實用上有可行性，同時，我選擇一些不十分複雜的，希望對大家有一定實際的幫助。爲了清楚易懂，盡量刪除文字上的描寫，以圖片代替，希望人人看得懂。

在選擇這些有關資料時，我盡量避開一些太玄的手紋和說法，將一些常見、肯定的手紋介紹一下。

★消化系統毛病的掌紋

手掌如果出現圖中的A－1線，表示消化系統有毛病，或這方面容易出現問題。通常會出現慢性泄瀉和營養不良，該線越粗，表示毛病越明顯。

如果只出現隱隱約約的紋，表示隱藏該方面的疾病，或消化系統比較衰弱而已。

★虛弱及患慢性病掌紋

掌中在A－2線上，出現鏈鎖狀的粗線，表示平時身體虛弱。許多患慢性病的人，常有該線出現。

一般多數是消化系統的慢性病。

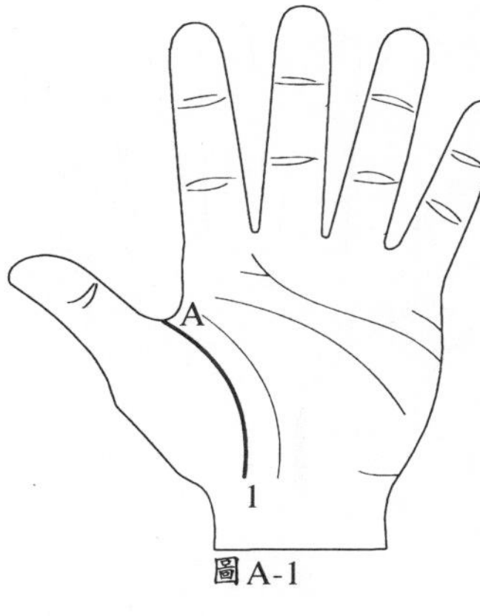

圖A-1

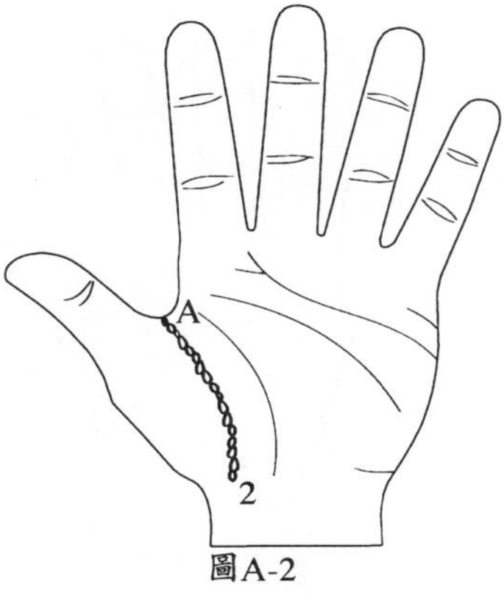

圖A-2

★動脈硬化的掌紋

在掌中A—3位置，出現波浪狀的掌紋，表示可能動脈硬化；如果紋不十分明顯者，表示可能心和血管功能不十分好；若掌紋深而粗者，表示可能有心肌梗死的危險，應小心請醫師重複檢查。

★心臟病掌紋

手掌A—4位置，出現長三角形紋，顯示可能有心臟病。這個長三角形越是明顯，表示心臟病的可能性和嚴重性越重；如果只出現上細下粗的紋線，表示潛伏心臟病的可能，提醒快加留意。

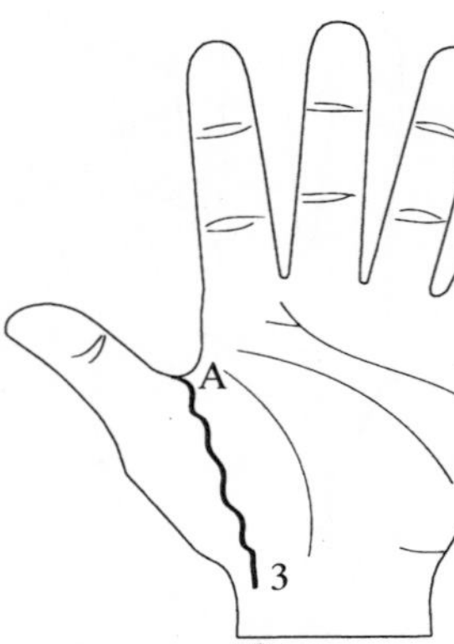

圖A-3

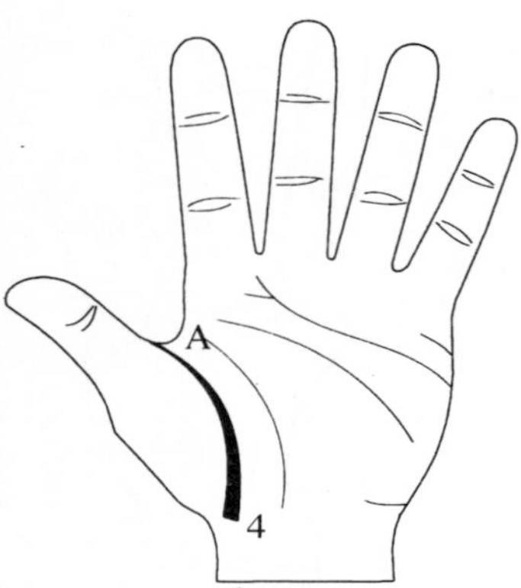

圖A-4

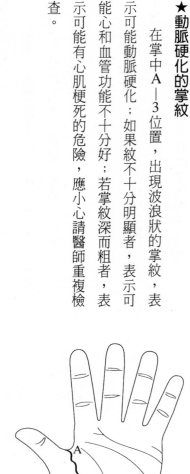

★**腦溢血掌紋**

手掌在A—5的位置，出現末端突然截斷，十分整齊明顯，如用刀切。這表示可能有腦溢血的傾向，應小心檢查血管及血壓。

★**危險疾病的掌紋**

掌中A—6的位置，出現紋線中斷，這是個危險的訊號，表示心血管或消化系統任何方面的疾病，趨向嚴重，有生命危險。若只是一掌出現，情況尚好，如果雙掌同時出現，是不祥之兆。

無論單掌或雙掌出現，都是危險的訊號，應請醫生詳細診查爲要。

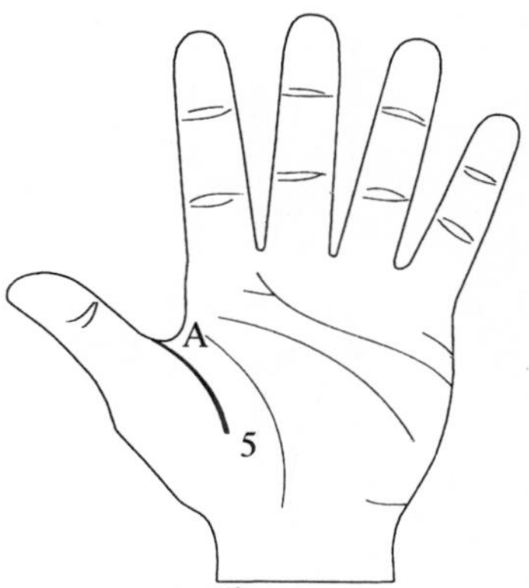

圖A-5

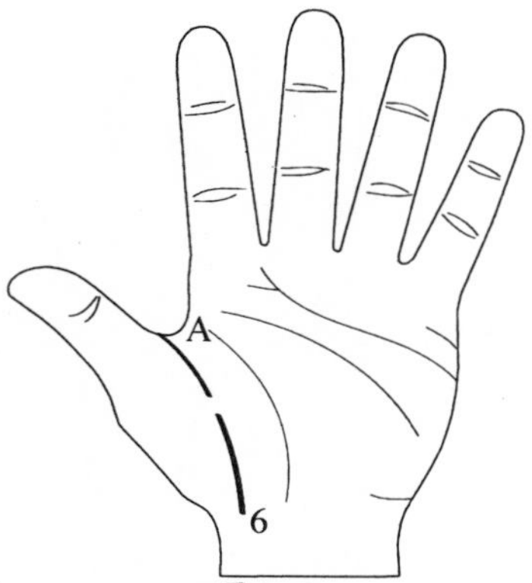

圖A-6

★大腦或神經有問題的掌紋

掌中B—1線，一般人稱之爲「頭腦線」、「聰明線」，是主神經系統及大腦健康情形，如果該線出現十分浮淺，或隱隱約約，不十分明顯者，表示大腦及神經不十分健康；它的程度，隨紋的深淺而改變，也就是說，紋會深刻明顯，表示腦及神經會健全，否則相反。

有人作出統計，精神院的病者，大部分乾脆沒有該紋出現。

★精神病的掌紋

掌中B—2紋，明顯向垂下，十分接近A—1紋，是十分不好之現象；有容易出現精神病的傾向，許多精神病者，有該紋出現。

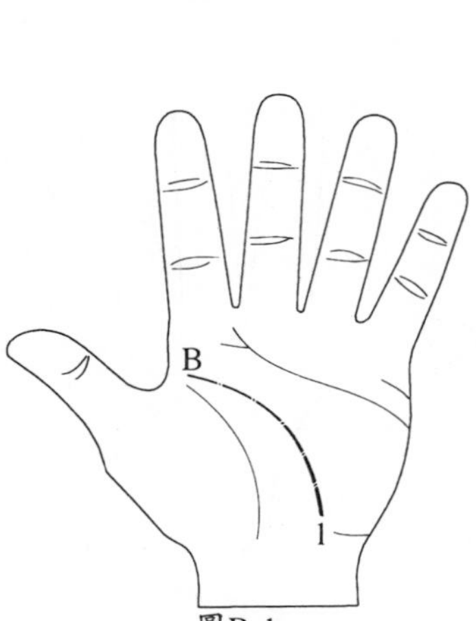

圖B-1

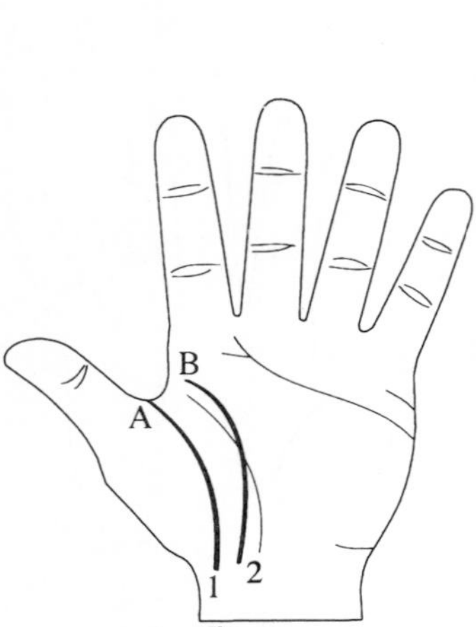

圖B-2

★神經衰弱的掌紋

掌中B－3紋，出現波浪現象，表示有神經衰弱毛病的傾向，平時容易緊張、多慮、神經敏感、自卑、睡眠不佳、欠深眠及時間較短。性格比較內向。

★腦病的掌紋

掌中B－4紋，紋的下端出現一圓形小眼，這表示其人可能有腦毛病，毛病的嚴重程度，視該圓形小眼的大小；如果該眼大而明顯紋深者，毛病比較嚴重。

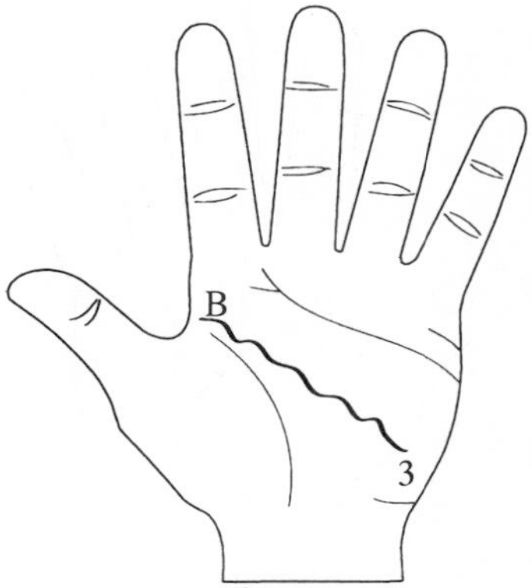

圖B-3

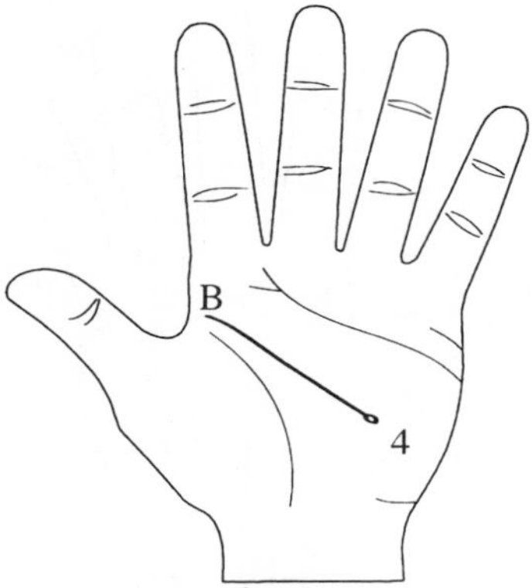

圖B-4

★腦出血症的掌紋

掌中B—5紋，該紋出現粗細不一，又參差不齊，偶而切斷。出現該紋者，應小心可能有腦出血。如果有高血壓病者、血管硬化者，更要小心預先請醫生檢查，以防萬一。

★腦瘤腫的掌紋

掌中B—6紋，是紋中出現鏈形小眼，或大或小，此紋表示可能腦中有瘤腫，如果平時有頭痛、視力有問題者，更應小心檢查。

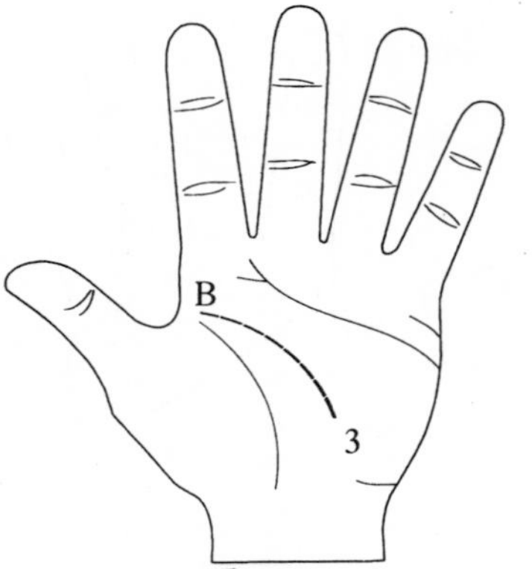

圖B-5

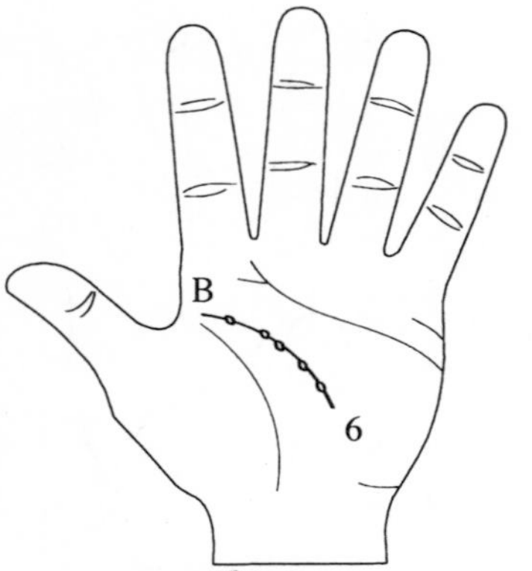

圖B-6

★心血系病變的掌紋

掌中C—1紋，出現許多向下毛狀虛紋者，提示可能有心臟或血循環的毛病，一般以虛紋的多寡和深刻程度，表示心、血毛病的可能和嚴重程度。

★高血壓病的掌紋

掌中C—2紋，近無名指下方位置，被二條粗直線直切而下，看上去十分明顯，這顯示可能有高血壓病。如果切紋不十分明顯者，只表示有潛伏高血壓病的可能，如果注意飲食和運動，可以避免該病的出現；但我仍主張，最好請醫生檢查爲佳。

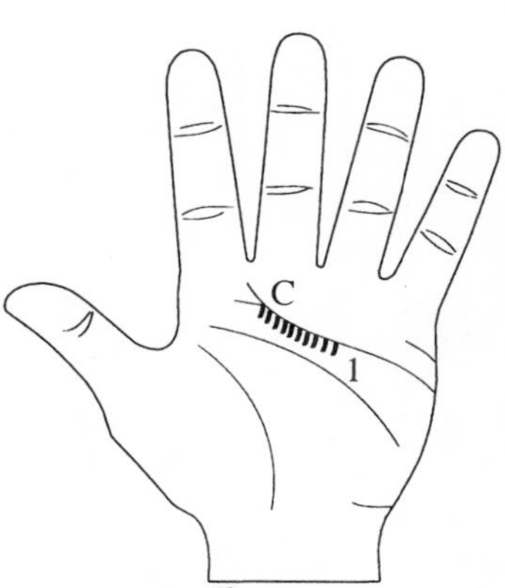

圖C-1

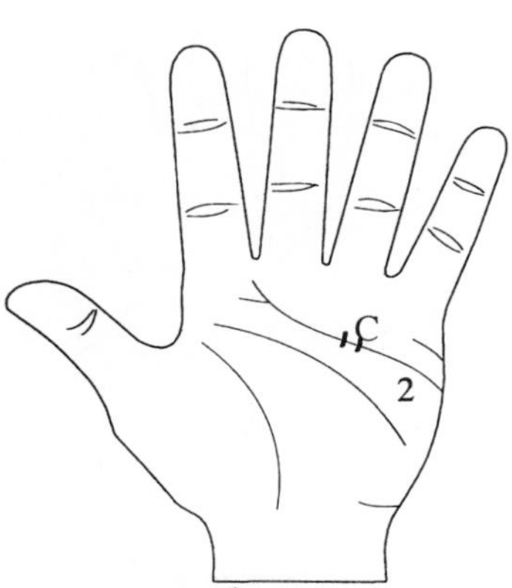

圖C-2

★心力不足的掌紋

掌中C—3紋，於其二紋之間夾著數根斜線，有多有少，也有深有淺。這表示其人心力不足，可能有合併心臟病的可能。如果平時氣短乏力，心血不佳者，更要留意。

★意志薄弱的掌紋

掌中C—4紋，紋中呈現島形小眼，大小不均，這表示其人意志比較薄弱，一受壓力或較大的刺激時，容易出現意志消沈，引起神經衰弱的毛病。

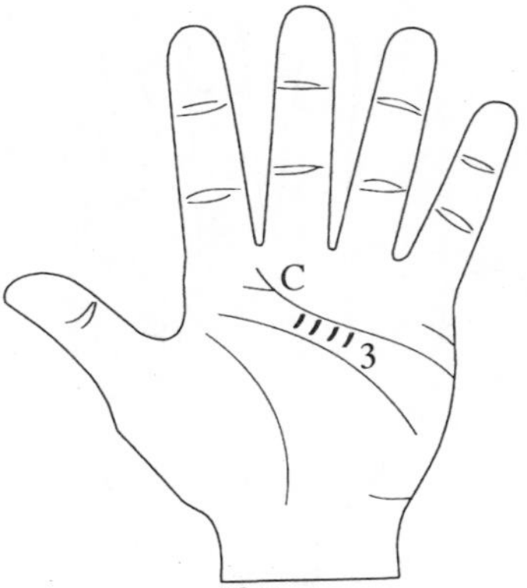

圖C-3

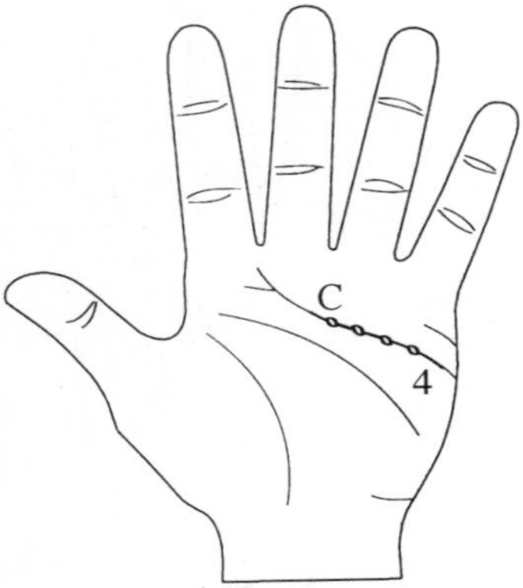

圖C-4

★肺結核的掌紋

掌中C—5紋，掌紋末端呈肋骨狀，這提醒可能患肺結核病。如果出現該紋，而沒有發現肺結核者，恭喜你，但要特別小心生活，並要定期作X光檢查。

★易引起肝病的掌紋

掌中C—6紋，出現斷口，其斷口位置在小指下方，並且斷口相當大者，表示其人容易出現肝方面的毛病。平時多會覺疲勞、消化不良、胃脹的現象。應特別注意飲食和休息。

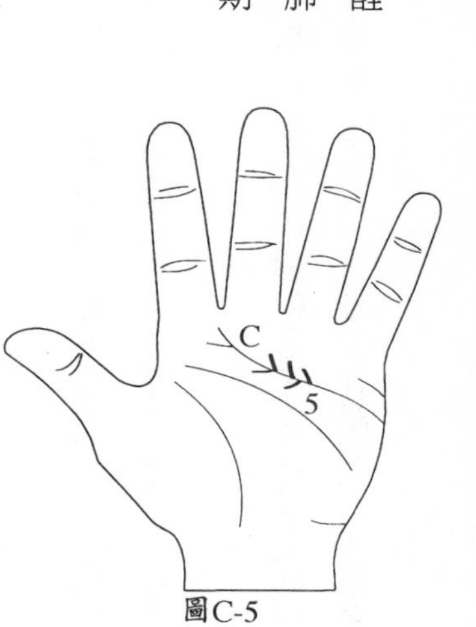

圖C-5

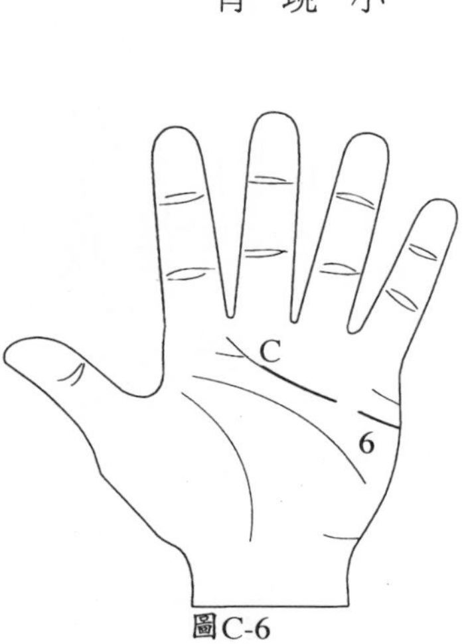

圖C-6

★容易引起呼吸系統毛病的掌紋

掌中C－7紋，此紋在中指與無名指下，出現斷裂，表示其人容易出現呼吸系統的毛病，一般比其它人容易患傷風、感冒，當感冒時，其症狀多出現咳、鼻塞、多痰、呼吸不暢；平時較容易出現鼻及氣管敏感。

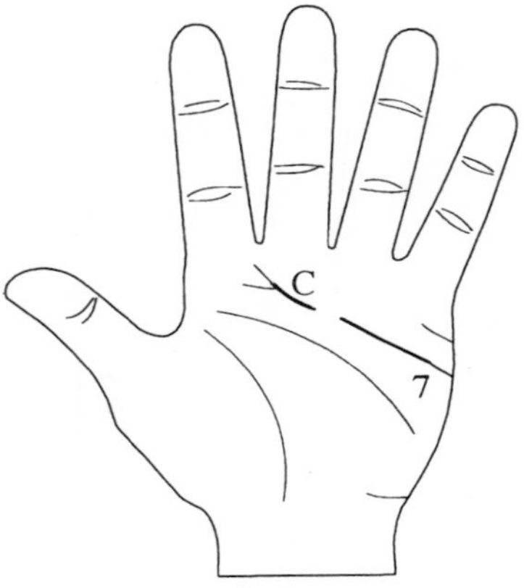

圖C-7

3.指形論健康

手指和足趾是人體氣血的末端，氣血環流至此，迴循環歸心臟；於是氣血的衰旺強弱，直接影響指端的外形、生長。從其外形的異常，傳達了許多身體健康與否的信息。所以絕對要小心它們的異常變化。

健康人的手指，是飽滿有力，發育完好；如果出現手指纖弱瘦薄，合攏時指間空隙較大，指形彎曲畸形，這些都是不良現象；從指形的不同，可表示身體的不同健康情形。現在我們逐指介紹。

★拇指

一個人先天稟賦的強弱如何，可從拇指的外形表現出來；如果拇指圓壯發達，各節長短平均，是先天良好、身體發育正常健康的表示。同時拇指與大腦功能健全與否，有直接關係，如果拇指過於扁平薄弱者，表示有神經質現象，容易緊張焦慮、多愁善感，較易出現神經衰弱這毛病。

如果拇指短小無力，表示其人情緒容易衝動，意志力較差，平時膽量較小。拇指指節較短，並且十分堅硬不容易彎曲者，小心易出現高血壓性頭痛、心臟病和中風。

★食指

第二指──食指。食指三節──從指尖向掌心推算起；逐節縮短者，表示身體各方面發育正常健康。如第一節過長者，表示健康情況不十分良好，可能少年時期營養不良或患有消耗性疾病，也可能消化系統長期患有慢性毛病。第二節太粗大者，表示體內鈣質吸收有毛病，其人骨骼、牙齒會有較早損壞的可能，需及早留意預防。

第三節太短者，表示要小心或有精神方面的毛病，要請有關醫生徹底檢查。

如果食指出現蒼白瘦弱，表示可能肝、膽方面機能欠佳，如果同時伴有容易疲勞、精神萎靡、食慾不振者，更表示肝膽這方面出現問題，應請醫生診治。

★中指

中指，與心血系統有明顯關係。健康人的中指應是圓長有力，三節長短均勻，指節柔而有力，指型直而無偏曲。如果中指蒼白無力，或細小瘦弱者，有可能是貧血、心功能有問題。如果中指偏曲，手指合併時中指左右出現明顯空隙者，表示小腸功能偏弱。

中指中節特別長者，表示精力不足，小心鈣代謝不佳，易出現骨骼與牙齒毛病。

★無名指

接著，我們看看無名指。無名指與人體的泌尿生殖系統有關。如果無名指蒼白細小而無力者，表示腎及生殖功能不佳，性荷爾蒙的分泌不正常，男性可能容易出現早洩、不舉或精子不足的毛病，女性要小心有否月經失調、白帶、性冷感等毛病。無名指太短者，多出現精力不足、體力不佳；無名指過長者，可能長期（特別是發育期）生活不正常、睡眠不佳的表現。屬健康不良的現象。

★小指

最後，我們看看小指。號稱「小」指，但不可以太小，正常的長度，當手指合併時，它應該在無名指中節上下，如果低過於中節線，則稱爲「短小指」，可能血液流通不佳，不能充分供應，令該指發育不佳所致。有一個奇怪的現象，短小指的人，多有偏食的習慣，這也可能是造成血液供應不佳的原因之一。

指甲異象顯病機

肥沃的土地，方可種植出茂壯的植物；同樣的，健康的身體，方會呈現正常優美的指甲。古人稱指甲是「體質之窗」，體質不佳、健康有問題的人，肯定不會出現正常的指甲。

小心觀察指甲的變化和異象，可以揭示機體的健康和功能情形。指甲的異象，主要有下列幾種：

1. 指甲顏色變化；
2. 指甲外型的變異；
3. 指甲質素的改變。

1. 指甲顏色透毛病

指甲由堅實的角化上皮所組成，與我們人體的肌膚一樣，代表身體健康的標誌之一。中醫稱它爲「爪爲筋之餘」、「肝之華榮在爪甲」。認爲它與體內器官有密切的關係。事實上也是如此，身體的許多疾病，都會引起指甲的異常變化。所以小心觀察指甲的形、色的任何變化，可以揭示體內器官的功能狀況。

我們先說色——甲色談起。

健康人的指甲顏色是淡紅色而略透明，光潤平滑。如果指甲顏色改變，表示了不正常的情形，以下是常見的異常甲色，表露不同的毛病。

★紅色

指甲中部及甲尖顏色正常，呈淡紅白色，而接近甲根部分，爲緋紅色者，表示其人的呼吸系統有毛病，會長期咳嗽或咯血。如果與上述相反，甲尖粉紅色而甲根部爲白色者，有慢性腎衰的可能。

全甲紅色者，可能是長期肺結核病，應及早請醫生檢查。

如果指甲紅色，是一點點的，或有直紋者，可能毛細血管出血，小心查看有沒有高血壓、心臟毛病；這情形長期出現，則表示體內潛在著嚴重毛病，要請醫生詳細追查。

甲色是紅色橫向者，表示可能消化系統有問題。

如果出現深紅色，將指甲壓下也不能改變其色者（一般壓下時，會出現白色），是體內器官發生炎症的現象，要小心檢查治療。

★黑色

指甲變成黑色，如果因外傷所引起，這與內臟無關，不必理會。但如果並非外傷，並且不是單獨一甲變爲黑色者，不同的黑色，表示不同的病情。

最可怕的，是從甲根生出黑色的條紋，向甲尖伸展，這指示可能體內某器官，出現了癌症，應馬上到醫院，作全面詳細檢查，越快越好！

當指甲出現黑色的同時，大腳趾也呈現黑色者要小心是否患了黑色素瘤——是一種凶惡的腫瘤，千萬不要忽視！

有時腎上腺毛病或胃腸瘜肉綜合症，也會出現黑色指甲——無論如何，除前述因外傷黑指甲外，任何指甲變黑，都是嚴重疾病的訊號，一定要追查原因，不可有失！

★藍色

指甲出現藍色，表示肝及血液循環有問題。

許多肝功能毛病，令體內銅的代謝紊亂，使指甲變藍色，從藍色的深淺，表示病情的惡化程度。

血循環不良或心機能不佳也會令指甲變藍色，它的特色是藍色只出現在指甲根部，並呈現半月形。

另外，食物中毒、缺氧也會出現指甲藍色，這是一般人都懂得的常識。

★紫色

指甲出現紫色，多因缺氧所致，原因有許多種，有因先天性心臟病、慢性肺病、心力衰竭；如果指甲時紫時白，可能是動脈痙攣，要小心留意。

另外，某些藥物也會令人出現紫甲，如長期服用抗瘧藥品，但這些會隨藥物停止服用而恢復正常，不必害怕。

2.指甲形態異常與疾病

健康人的指甲形狀是十分優美的，呈扁平而中間微微隆起，指甲表面平滑光潔、堅韌並富有彈性。如果指甲形態異常，出現隆起彎曲，或甲面粗糙凹凸，或過厚過薄，都是不正常現象，表示健康有一些問題。

★甲脊隆起

最常見的指甲形態異常，是甲脊隆起，整個指頭末端組織肥厚，像鼓槌子一樣，醫學上稱它爲杵狀指。出現這種指甲異常，多數表示其呼吸系統出現毛病。如肺氣腫、肺結核、肺膿腫、支氣管擴張；有時，肺癌也會出現杵狀指。

特別要指出的是，許多肺癌早期，其它症狀尙未出現時，往往先呈現杵狀指，所以，我們特別要留意這現象，對肺癌的早期發現有重大幫助。

有時，心血循環毛病，也會有這現象出現。如先天性心臟病、慢性充血性心力衰竭。一些長期消耗性疾病的後期，也會有這現象出現，如慢性腎炎、肝硬化。

如果杵狀指十分嚴重，引起指端骨質變化，並伴有四肢關節腫大者，應小心檢查是否患有腦部惡性腫瘤。

★甲脊陷下

另一種指甲狀態異常，與上述正好相反：甲脊不是隆起過度，而是陷下。整個指甲出現中間凹陷而邊緣翹起，活像一把小湯匙。這情形通常是由於缺鐵性貧血所引起，如能改善鐵的吸收，該徵象慢慢可以消除。

但也有少數因遺傳所致，叫先天性匙狀甲，目前仍未有良好的治療方法。

指甲應厚薄適度，以富彈性爲標準，太厚及太薄，都不是良好現象。

★指甲太厚

指甲太厚、不透明、失去光澤，多因外傷、眞菌感染、銀屑病所引起。若指甲厚而帶黃，並出現巨大的彎曲，且生長緩慢者，要小心檢查呼吸及淋巴系統是否有毛病，也有少數是先天性厚甲症，並非表示什麼毛病，不必過慮。

★指甲過薄

指甲過薄，如果同時表面粗糙變黃、生長緩慢者，可能患有糖尿病或貧血。

如果指甲薄而沒有其它現象者，可小心檢查飲食，有時營養不良、偏食和長期消化不良，也會有這現象，必須加以糾正。

3. 指甲容易裂是什麼病？

健康人的指甲是堅韌而富有彈性，不容易剝離裂開，如果出現容易剝離或裂斷，是不正常現象。

有些人的指甲，生長至一定程度，便如枯枝一樣，不費力便可將指甲剝離，這有可能是甲狀腺腫，或嚴重低血色素性貧血。有些主婦出現這現象，並非身體有什麼毛病，而是因長期浸泡於洗滌精及其它化學清潔液體中所致。

有人出現整個指甲容易脫落，這可能是指甲局部癬病，也有因長期受某些化學藥水刺激所致，假若不是這二個原因，應小心是否有全身性疾病的可能，如神經炎、肢端動脈痙攣症。要好好檢查治療。

一些人的指甲容易裂開，裂開的情形分二種：一是直裂，一是橫裂。

指甲容易直向裂開者，多出現於老年人，小心可能動脈硬化；也有因濕疹或長期服用刺激性藥品所致，最好請醫生幫助診治。

如果裂開是橫向者，甲板表面出現橫向裂紋，這可是提醒我們，可能有嚴重營養不良，不然，要小心是否患有體內嚴重失血、心臟病或長期消耗性疾病。當排除了這些全身性毛病，往往局部的指甲毛病，也會有這狀況出現，如指甲溝部濕疹、皮炎、外傷。

若橫紋起伏如洗衣板者，則可能是甲溝炎所致；也有少數因甲基部腫瘤所致。

有病人投訴，指甲的顏色、外形十分正常，也無裂紋和剝落現象，可是，生長十分慢，比正常人慢超過二、三倍的時間。這是什麼毛病呢？

指甲生長的所謂快慢，本身沒有十分肯定的標準，往往因人而異；但一般，每二星期修甲一次，應是差不多的生長速度，如果超過三、四星期才需修剪時，是指甲生長太慢了。

指甲生長太慢，要注意可能是營養不良，或體內某些慢性長期出血。長期消耗性疾病，如肺結核、慢性肝炎、慢性腎炎也會有這現象出現。

腳掌異象顯病機

手掌能表達體內的健康訊息，腳掌也不例外。奇怪的是人們比較忽視腳掌。近代腳掌「反射區」說法大爲流行，認爲腳掌不同區域代表體內各不同的器官和系統，於是，人們開始重視腳掌給我們帶來健康情形的訊息。

腳掌的異常，絕不單是腳掌本身毛病而已，許多全身性疾病，會從腳掌中顯示出來。

腳掌的異象，一般有下列幾種：

1. 腳掌腫脹；

2. 腳尖屈向。

1. 腳掌腫脹可能是心、腎毛病

腳掌與手掌一樣，是血液迴循環的最末端部分，最能顯示心臟和血循環的功能和狀況。實際上，腳掌比手掌更容易顯示出毛病。因爲它更遠離心臟，並且長期忍受壓力，所以，體內的任何毛病，會從這裡顯示一些異常現象，提供診斷上的良好資料。

近期，許多人談論「足部反射區」，認爲身體各器官均可在雙腳掌上，找到相應的反射區，從該區的不同反應，可診斷出其不同的毛病。雖然，醫學上仍未完全證實該學說，但不可否定的，腳部的許多變化，的確與某些疾病有關，只要我們小心觀察，對及早發現疾病，有一定的幫助。

最常見的現象，是腳腫。

不同的腫脹，表示不同的毛病。

大多數心臟毛病，會有腳腫的先兆，它的特點是腫脹先從腳趾開始，隨著病變的惡化，逐漸向腳踝延伸。如果不及時注意，當延至小腿才發現時，往往心臟毛病已較爲嚴重了。

有人早上著襪穿鞋時，覺得十分緊，這是腳掌腫大的現象。因爲一般人，經整夜的臥平休息，早上，腳掌應是最良好正常的時候，不應該有腫脹現象，若出現腫脹，應請醫生及早作心臟檢查。

腎病也會出現腳掌腫脹，它和上述心臟毛病正好相反，不是從末端開始，而是腳與面同時出現腫脹。

上述二種腫脹，都是雙腳同時出現，如果只出現一側腳掌，應不是心、腎問題，可能是腳靜脈血栓，造成靜脈回流受阻所致。

假若腳掌或全足腫大，皮膚粗糙增厚，表面起皺摺，粗如皮革者，應小心檢查是否寄生蟲（絲蟲）引起淋巴回流受阻所致。

有些人，一隻腳比另一隻粗大，如果先天性如此者，並非毛病；倘若並非先天性，但長期出現，而沒有其它任何徵象，也不會惡化和嚴重者，是什麼毛病呢？

最近讀了一則報告，正是談這個問題，雖然不能證實，但十分有趣，或可作爲參考。該文認爲，右腳掌大，並伴有面色呈紫暗色者可能右腎有毛病，或毛病的隱機。左腳掌大者，如面色正常或紅潤，表示左腎或有問題。姑且聽之也。

2. 臥看腳尖窺病機

這是個很有趣的試驗，你不妨也試試，或者可無意中，及早發現身體的隱藏毛病，或弱點。

先沖一個熱水澡，放鬆全身肌肉，然後輕鬆地仰臥在一硬板床上，將雙腳自然（不費力氣）伸直，如果雙腳掌自然腳尖向上，那是十分正常現象，健康的表示，但若一腳尖直立，另一腳尖倒向一側。注意，是讓雙腳自然伸直，不加外力而出現這現象者，這表示試者容易患腋下淋巴結腫大（同側），或有患腋下淋巴結腫大的傾向。

如果臥下出現腳尖向前伸直，不是直立，試試稍用力將腳尖豎直，若覺十分困難，甚至，用盡全力，也無法將腳尖豎立直起者，這表示，身體彈性十分差，極可能（容易）患肺氣腫。

再換另外一個姿勢看看。由仰臥變成俯臥。俯臥時，先試將左腳掌向外側轉，如果覺得很舒服，相反地，向內轉或其它方向轉時，覺得十分不舒服，這表示可能有二種毛病：

1. 左腿肌肉或筋骨有毛病，可能有跌傷或扭曲，也可能是腿部肌肉損傷；

2. 心臟可能有隱藏毛病，或心力較弱，應請心臟醫師作常規檢查。

如果情形發生在右腳者，即向外轉感舒服，向其它方向轉覺得非常不舒服者，則表示另外問題：

1. 右腎可能有問題，或比較弱；

2. 頸部易患淋巴結核，要小心預防爲要。

毛髮異象顯病機

誰都知道，毛髮長得不好的人，其身體健康不會好到哪裡去。正如地裡的農作物，生得枯黃萎弱，證明土壤一定有問題。但問題是，我們要從毛髮的種種異象中，解讀出身體健康哪個部位發生了什麼問題。

現在，我們正在尋求它的答案。

毛髮異象，主要有下列幾種：

1. 脫髮；
2. 髮色的變化；
3. 眉、睫毛的不正常變異；
4. 體毛的過多和過少；

5. 陰毛的不正常生長。

1. 痛論脫髮

頭髮是人體健康的寒暑表，從頭髮的光澤、密度、彈性可以反映其健康情形。論起頭髮，最令人們關心和痛心的，是脫髮。這裡所謂「痛論」，並非「痛快」的痛，而是痛苦的痛。極大多數人，包括男女老壯，一談起脫髮，都十分痛苦和懼怕。

因正常新陳代謝的關係，健康人每天脫落大約四、五十根頭髮，是沒有問題的，稱正常脫髮，不必理會。但如果大量脫落。肉眼可以發覺頭髮越來越少者，方爲非正常的脫髮。

非正常脫髮分二種，一是遺傳；一是病態。因遺傳引起的脫髮，目前尚未有良好的治療方法，也不必過分擔心；至於病態脫髮，我們可要小心留意了。

病態脫髮，主要有下列幾類：

★斑禿

第一種脫髮，叫斑禿。

它的出現十分突然，往往一夜之間，頭髮脫落一大片，出現一個或數個圓形或橢圓形的脫髮區，程度大小不一。許多人（男女都有）頭髮發育良好，也沒有什麼先兆，睡前仍一切如常，第二天早上一起身，漱洗時對鏡子一望，把自己嚇了一大跳，秀美的頭髮脫了一片片……，醫學上稱之爲斑禿，俗稱「鬼剃頭」。爲什麼會出現這毛病呢？

引起這毛病有許多原因，最常見的是精神因素，精神有強烈而持久的壓力。也有因內分泌突然變故，或營養代謝障礙所造成。最近有些醫學報導認爲，可能與自身免疫功能有關。究竟，它的眞正原因是什麼，至目前仍沒有肯定的結論。中醫認爲，這是血虛受風寒所傷，大約與免疫能力衰退有關。如果在氣血方面調理得當，脫去的頭髮，可以再生長出來。

★脂溢性脫髮

第二種脫髮，是脂溢性脫髮。多發於男性身上。它的特點是先從額角兩側脫起，然後向後推進，露出了個光光亮亮的額頭。患者多伴有頭髮油膩多頭屑，髮質變得細弱並伴有嚴重搔癢，往往因搔癢而大量脫髮。這是一種頭部皮膚毛病，因頭部皮脂腺肥大，皮脂分泌太多，直接壓迫了毛根，影響其營養的供應而引起頭髮脫落。有人認爲，本病與遺傳及內分泌有關，治療上，應多方面入手。

★萎縮性脫髮

第三種是萎縮性脫髮，是最辣手的一種。不幸的，也是最常見的。它的特點是脫髮慢慢靜悄悄地進行，不限規則，時輕時重，時左時右，時前時後，有時整個頭區，有時只有前額部分。這是毛囊萎縮，如土地乾枯，土地上的植物無法正常生長而枯萎。可惜的是，每根脫落的頭髮，無法再度生長出來。

什麼原因造成毛囊萎縮呢？西方醫學仍未找到眞正原因，認爲可能某些炎症令毛囊萎縮，中醫認爲是腎虛血弱所致。但無論中西醫，仍未有肯定的治療效果。雖然如此，但我發現，該病如果在發病初期，及時用「頭針」治療，對防止惡化有良好的作用。

★瀰漫性脫髮

還有另一種脫髮，叫瀰漫性脫髮。多數是嚴重疾病之後的後遺症，如腦膜炎、高熱、手術後、產後失血過多、服用抗癌藥品、化學治療後、電療……，主要是身體元氣大創之後。中醫認為「陰陽兩虧」，一般用中醫藥調補得當的話，可以有良好效果，患者不必擔心。

對於脫髮的病人，我當然充滿同情，十分理解他們的心情，但有幾句非說不可的話，希望他們能明白。

對於一些沒法治療的脫髮，如萎縮性脫髮，應用既來之則安之的心理，不要硬不信邪，用盡方法，外敷內服，什麼偏方靈藥，不理後果的試用，除了金錢損失之外，擔心的是某些藥物可能引起一些不良反應，如有人用大量的荷爾蒙或腎上腺素，希望刺激其髮生長，當然這是無的放失，但這些藥物長期服用，對身體有不良影響。

我主張，應請一位有經驗而負責的醫生，作全面徹底檢查，看看治療的可行性，如眞的無法治療，可用假髮或植髮的代替辦法，這比藥石亂投更安全和實際。

不幸患了脫髮的朋友，你明白我的用意嗎？

2. 髮色與疾病

頭髮的髮色，直接由遺傳因素所決定。但如果從原來的髮色，慢慢或突然改變，這顯示身體某方面可能有異常，也可能是某些病變的訊號。

髮色的改變，主要是變白和變黃二種。

★變白

東方人頭髮多數是黑色，黑的程度或深或淺，之所以會有深淺，主要決定於頭髮內所含黑色素顆粒的多寡，色素越多，黑色越深。如果失去了色素顆粒，頭髮於是變成白色。

一般五十歲左右，開始有白髮出現，這是生理現象，但如果在三、四十歲，或更早已出現白髮，那要看看是什麼原因所造成。有時見到一些青年人已有白髮出現，身體又十分正常健康，這要查查是否因遺傳所造成，如果父母一方有早生白髮的現象，那肯定是遺傳所致，可以不予理會，也無法改變。

除遺傳外，發生早生白髮者，通常二方面所造成，一是精神因素；二是健康不良。

長期生活在壓力和精神困擾下的人，容易出現白髮，這是人所皆知的常識；有人在某些巨大精神刺激下，突然冒出許多白髮，這是精神過度壓力，令體內分泌及色素分泌紊亂，呈現白髮，這些，往往在精神壓力消除後，可慢慢長出新的黑髮，不必特別治療。

身體方面，如果長期虛弱或患有慢性消耗性疾病，也會有白髮出現，如結核病、胃腸病、長期貧血。要防止白髮的出現，先要查出患了什麼毛病，予以正確的治療，當整體健康得到改善，白髮也漸漸消失。

★變黃

另一種髮色的改變是黃色。

時下青少年喜把頭髮染成金黃色，這對頭髮是一種傷害，我們談的並非這種，而是一些人的頭髮，不知不覺中，黑色變淡，變成黃色，這是體內代謝出現問題的表示。

一些新陳代謝疾病，或慢性消耗性疾病，長期得不到良好治療時，體內的銅、鐵和鋅等微量元素出現低下和缺乏，可引起頭髮變黃。

如果體內缺乏銅微元素者，除了出現黃髮外，沒有其它明顯的病徵；但如果是缺鐵，會同時伴有嚴重貧血症狀，如面黃蒼白、頭昏、疲勞、多睡；如果是缺乏鋅者，除髮色變黃外，還有髮質變枯和髮尾開叉的現象。

無論如何，頭髮變黃是健康不良的現象，要請醫生找出原因，給予治療。中醫認爲是精血不足所致，多用滋補和調整腸胃入手，這是很有道理的做法。中西說法雖異，但精神一致。

3.眉、睫毛的變異與健康

「粗眉大眼」是描寫大將之丰姿，第一眼望上去的印象。對於長壽而有福氣的老年人，往往被形容爲「壽眉濃長」。事實也正是如此，眉毛長得太差的人，難成大事。記得當年林彪爬上「國防部長」的寶座時，在電視上見他眉毛稀少短細，完全沒有將相之風，徹徹底底是一個小丑而已。後來事實證實了我們的見解沒有錯。

眉毛不單在外表給人強壯正直與否的感覺，它對反映人體的健康情形，也是有重大作用。中醫稱它爲「氣之榮以眉」，認爲眉毛有問題者，其人氣血方面應有一定的問題。

如果發現眉毛突然大量脫落，這是早衰現象，應馬上查看有否隱患什麼消耗性或嚴重急性疾病；可怕的痲瘋病者，也多以眉毛大量脫落爲先兆。若只是一側眉毛脫落，可能是同側三叉神經痛。

有人並沒有大量眉毛脫落，但眉毛十分稀疏，並且看來越來越短者，小心檢查是否患下列毛病：腦前葉功能衰退、甲狀腺功能減退、黏液性水腫；同時要小心留意，麻瘋初期也可能有這現象出現。

與眉毛十分接近者，是睫毛。女性對睫毛十分講究，許多化妝品爲它而造。少女最喜睫毛濃而長，但太長的睫毛，是身體健康的一種訊號，表示神經十分敏感，容易患神經衰弱和容易得敏感毛病。如果發生在男人身上，表示身體虛弱，是體質不良的表示。

睫毛過短者，在東方人來說，是正常現象，不必理會，但若發現沒有睫毛（這十分少見），這是指眞正完全沒有睫毛者，多數出現於女性方面，屬先天造成，表示身體生理有缺陷；如果結婚，要小心生育方面，因極有可能出現畸形嬰兒，如果一定要生育，應與產兒科醫生好好配合，不可冒險爲要。

4. 體毛太多不正常

體毛是指覆蓋著全身的細軟汗毛，東方人比西方人稀少柔軟。有人笑論，這是東方人種進化早於西方人的憑證；這是個爭議性問題，我們只可十分肯定認爲，體毛的濃、稀，是遺傳所造成。

如果一出世，出現體毛過多，這是指除了面部和掌、跖部之外，全部覆蓋毛髮，並且相當長。這現象稱爲畸胎。不久前大陸出現了「毛孩」登上新聞，就是指這一類。我們尚不知道出現這現象的原因，也未有任何防止和治療的方法。

正常情形，男性的體毛多於女性，如果女性體毛與男性相若，指面、胸、小腿都出現明顯體毛時，可能體內內分泌出了問題，常見的如腎上腺瘤、多囊卵巢綜合症或卵巢瘤。如果是這方面毛病，它的特點除了體毛過多之外，往往伴有其它症狀：乳房縮小、陰蒂增大、聲音變粗、月經不規則、肌肉粗壯。

也有一些女性，體毛過多，但並沒有上述症狀，同樣與其它女性沒有區別，這可能屬遺傳性多毛症，不必治療。

長期服用某些藥物，也可能會有多體毛現象。如長期服用癲癇藥、鏈黴素。這些，往往在停止服用後，該現象也逐漸消失。

5. 陰毛與性荷爾蒙有直接關係

陰毛的生長情形，直接受該人性荷爾蒙所影響，我們稱陰毛是人體第二性特徵之一。換句話說，陰毛生長有任何問題，表示性荷爾蒙分泌有問題。

男性在十二歲開始，應逐漸出現陰毛，但有人早些，也有人遲些，這沒有關係，但若至十八歲，仍沒有陰毛或陰毛十分稀疏時，這是性荷爾蒙分泌出了問題，應檢查睪丸、陰莖的大小是否正常，有沒有長出喉結鬍鬚；聲調有沒有開始改變……，如果發現異常，應請醫生檢查，及早治療。

女性陰毛的生長，與男性有些不同。有些女性，出現陰毛稀少或沒有陰毛者，但其它性特徵並沒有問題：月經正常、乳房發育正常、陰蒂沒有變大；這屬生理性變異現象，如果檢查性荷爾蒙分泌沒有問題，可以不必擔心，通常，同樣可以正常生育。

如果性分泌有問題者，會有其它現象出現，如：乳房不能發育、外生殖器沒有任何改變、月經稀少或停止；這是不正常的現象，要請醫生檢查，找出原因及治療。

也有些女性，原來是有陰毛，但不知何故，陰毛慢慢脫落，至完全消失。如果同時伴有其它症狀，如：腋毛也同樣脫落、月經停閉、性慾減退；這可能是甲狀腺功能衰退，或垂體功能不全有關，應及時診治。

皮膚異象顯病機

皮膚是人們健康的一面大鏡子，許多體內器官或系統的機能出現問題，都會從這面鏡子中表現出來。中醫稱皮膚爲「百病之始也，必先予皮毛」。小心觀察皮膚的變異，令我們能看到、預知體內的許多毛病，這對防病和治療，有著積極的意義。

皮膚的異象主要有下列幾種：

1. 膚色的改變；
2. 皮膚搔癢；
3. 皮膚痲木。

1. 膚色是健康的標誌

膚色因民族而不同，同族的人，膚色也有不同，這是與遺傳有關。無論什麼膚色，正常者應是光亮潤勻，而且色澤一致。如果膚色突然改變，或失去原有的光澤，那麼，要小心檢查是否身體內部有什麼變化。

皮膚顏色的改變，往往標誌著身體健康的某些現象。膚色的改變，常見的有下列幾種：

★紅色

膚色變紅，分生理和病理二種。生理上皮膚變紅，多發生於運動、日曬、熱水浴、害羞、緊張、大怒、飲酒……之後，是皮膚下毛細血管充血的現象，是正常現象。

病理性皮膚變紅，最常見的是：出現發熱性毛病，如急性氣管炎、大葉性肺炎、猩紅熱。這些膚色變紅，常伴有發熱、惡寒、頭痛、疲倦、昏睡等症狀。

藥物中毒，也會出現皮膚變紅，它的特點是皮膚變成橘紅色，沒有灼熱感，尿液及痰，也同樣變紅色。應馬上送醫院急救。

★紫色

皮膚變紫，可能與缺氧有關，它的特點是只有局部皮膚變紫，如口唇、面頰、耳殼和肢端，其它皮膚沒有重大的改變。

如果皮膚變紫，並伴有呼吸困難者，多數是嚴重心、肺毛病，也是緊急的現象，應盡快送醫院急救。

★黃色

皮膚變黃，最常見的是肝、膽毛病所引起。這類毛病最大特點是除全身皮膚泛黃之外，眼球尤其明顯，並出現消化不良、厭食、疲勞。

如果皮膚呈現金黃色或橘黃色者，可能是黃疸型病毒性肝炎。

肝癌、胰癌、膽管癌和膽結石，也會令皮膚變黃，它的黃是暗黃或黃綠色，十分難看的那一類。

有些人在四肢內側和臉上有黃色塊狀，在眼瞼內側可見黃色斑點，這可能是肝功能有問題，有時動脈硬化或脂質新陳代謝障礙，也會有這現象。

若黃色只出現於手掌、腳掌和結膜，其它皮膚正常者，稱爲胡蘿蔔素血症；是體內過量的胡蘿蔔素沈著在表皮所致，多數因吃了過多的某些生果，如胡蘿蔔、南瓜所致。

★黑色

天生皮膚較黑或曬太陽過多的黑色是黑而有光澤，病態皮膚黑色是暗黑，好似發霉變黑一樣，十分難看。

有一種因腎上腺功能衰退的毛病，叫阿狄森病，會令患者皮膚突然變黑，最明顯變黑的位置是在面部、四肢之暴露部位、腰及關節等受摩擦部位；此外，在唇、齒齦及口腔中，也有黑色斑點。

如果肝硬化、肝癌晚期，出現皮膚變黑，是不祥之兆，表示病情惡化。

★白色

皮膚蒼白，可能是貧血或營養不良的現象。有時因寒冷、驚恐、休克、飢餓也會有短暫性皮膚變白，這是生理現象。也有一些是先天性皮膚白色，即使大量太陽照射，也不改變，這是先天性色素不能沈著，醫學上稱它為白化病，應小心不可暴露於日光下太多，因皮膚失去了色素的保護，很容易灼傷和引起皮膚癌。

2.皮膚搔癢與癌症的關係

皮膚搔癢，是最常見的現象，幾乎人人有這方面的經驗。一般人都認爲這是普通皮膚問題。是的，大多數皮膚搔癢是局部的皮膚問題，如太乾或多汗潮濕或局部炎症。但，倘若是搔癢長期存在，而皮膚本身並沒有什麼毛病者，要注意可能是身體某些病症的訊號。

最近有一篇有關搔癢的報導，針對它與癌症的關係，認爲許多癌症，會出現某些特別的搔癢。

1.全身性持久的搔癢，可能是肺癌的訊號；

2.肛門周圍及大腿根部搔癢，小心檢查直腸癌；

3.頸面長期無因搔癢，可能與上呼吸道腫瘤有關；

4.外陰部搔癢，要檢查生殖系有否瘤腫。

在臨床上搔癢與癌症的關係，並沒上述的密切，這兒只是資料性介紹，請讀者留意一下只作參考而已。眞正與搔癢有關的疾病，有下列幾種：

★全身性搔癢

如果是全身性搔癢，可能與糖尿病、肝病、腎病和甲狀腺功能亢進有關。有時是因食物敏感所引起；習慣性便祕，也會有這現象出現。所以，出現這現象，而皮膚本身沒有毛病，應請醫生從上述各有關方面檢查。

有時，精神長期緊張和壓力，也會出現該現象。

★局部性搔癢

局部性搔癢，不同部位表示不同的可能病變。

1.婦女外陰癢，可能是外陰疹、滴蟲病、白帶過多；

2.男性陰囊癢，大多是陰囊濕疹或前列腺炎。無論男女，長期陰部癢，可能是糖尿病的訊號；

3.肛門搔癢，可能是寄生蟲或痔瘡作怪，有時直腸癌也會出現長期肛門癢。

還有一種非常常見而十分難醫的，是神經功能性搔癢，它的特點是搔癢不固定於某位置，搔癢十分嚴重，嚴重影響正常生活和睡眠，發癢時候不定；但當患者心性良好，或集中精神處理某些事物時，搔癢會暫時消失。這一類搔癢，中醫或針灸治療，比西醫較有效果。

3.皮膚麻木可能與心臟病有關

正常皮膚感覺十分靈敏，輕輕觸摸便有感覺，如果感覺障礙，不單對觸摸失去感覺，對冷熱也沒有反應，我們稱爲皮膚麻木。

一般皮膚神經炎，會有這現象，但如果麻木持續超過一週，可能是內部器官毛病所引起。

心臟病初期，往往會有皮膚麻木的預告訊號，麻木多出現於左臂內側及小指。如果這位置出現麻木，最好盡快請醫師詳細檢查。

若麻木的位置，出現於大拇指和食指，這多是中風發作的訊號，尤其是有高血壓或血管硬化的人，更要加以警惕。

另一種皮膚現象，與麻木十分接近但易被誤會的，是皮膚有「蟻行」的感覺。這與麻木完全不同，但許多人誤說爲麻木，使診斷上增加許多困難。

這種「蟻行」感覺，就如皮膚上有螞蟻走動一樣，這多數出現在絕經後的婦女身上，因內分泌的紊亂所引起，是屬女性更年期綜合症中徵象之一。

也有一些是因精神因素所導致。某些精神分裂患者，會出現這現象。皮膚蟻行，只是精神疾病許多症狀中的一種而已，應請精神科醫生診治。

咳和痰的異象顯病機

有人說，咳便是咳，有什麼特別呢？當然有，並且十分明顯，不同的咳，表示不同的毛病，也可以從咳中，知道病情的變化——朝向健康或漸趨惡化？

這裡，我們談從不同的咳和痰中，找出它對疾病的暗示。

咳和痰的變化，分下列二方面瞭解：

1. 咳的不同發作時間；
2. 痰的色與質的不同。

1. 從咳發作時間看毛病

咳是最常見而十分麻煩的症狀之一，幾乎是呼吸系統毛病的必要症狀之一，但有時，其它器官毛病，也會有咳嗽出現。

偶然的幾聲咳嗽，可能是氣管及喉頭受刺激或一些影響的生理反應，如果經常或嚴重的咳嗽，便要小心檢查是什麼原因所引起的。

首先，我們從咳嗽發作的不同時間，測知可能何種毛病所引起。

如果咳嗽多發於早晨，往往一醒來，便出現咳嗽，有些甚至被咳所弄醒。這可能是支氣管擴張、慢性支氣管炎。若與此相反，咳多發於夜間者，要小心可能是：肺結核病、百日咳。有些心力衰竭的人，雖呼吸系統沒有毛病，但也會出現夜間咳嗽的現象。

有些人咳嗽不分早晚，幾乎終日出現，這多見於肺炎或支氣管炎。

一般咳嗽多伴有其它症狀，從這些伴症中，可以知道是什麼毛病。

如果咳嗽伴有發熱、怕冷，多見於上呼吸道炎症所引起，如氣管炎、肺炎。

咳嗽並兼出現胸痛者，可能是肺炎、胸腔炎。

有人在靜坐或睡時不會咳嗽，但當走動，身體變位時，咳嗽便發作，這可能是支氣管擴張、慢性肺膿瘍。

如果每進食時出現咳嗽，而咳出的痰中出現食物屑粒者，則可能是食道癌令食道潰爛所引起，要盡快作有關檢查。

2.不同的痰顯示不同的毛病

正常人偶然有些痰排出，一般如透明清徹，量不多者，是氣管壁的新陳代謝，正常排泄之一，不必理會。但如果是大量、經常和色澤不佳者，這是呼吸道出現毛病的現象，從痰的不同顏色、痰液的不同狀況和痰量的不同，可以窺見不同的毛病可能。

★顏色

先談痰的顏色。

如果咯出的痰呈白色黏絲狀，表示肺部有眞菌感染，程度並不嚴重，有時會自然痊癒。痰若呈綠色，往往可能是肺部感染綠膿桿菌。

大葉性肺炎，它的特點是咯出的痰呈鐵鏽色。

有些人出現大量膿痰，呈黃色，這可能是支氣管擴張併發感染、急性支氣管炎。

如果痰呈深紅色（近紫赤），小心是否肺梗塞，往往還伴有嚴重的胸痛。若痰色深灰或黑色，並混有塵埃者，這可能只是長期處於空氣污染的地方；許多建築工人、紡織工人及煤炭工人，都有這些痰液分泌，並非氣管及肺的毛病。

★性質

痰除顏色之外，其性質也十分重要。一般有黏液性痰、膿性痰、漿性痰及血性痰等。

黏性痰呈無色或淡白色，常見上呼吸道感染，如果痰白色而起泡沫且量多者，可能是肺炎的現象。

痰雖屬黏性，但色澤淡黃者，是肺炎的好轉表現，醫學上稱恢復期痰液。

如果是漿液性痰，透明而帶大量氣泡者，多是支氣管擴張、肺水腫的特有痰液。

若痰膿性呈黃色或黃綠色，黏稠不透明，並且量多者，要小心可能是肺膿瘍、嚴重支氣管擴張、肺結核或肺癌。

若痰中帶血絲、血塊或鮮血者，要留意是否是肺結核後期：肺癌。如果橘紅色甚至棕紅色狀者，要查查是否肺吸蟲所致。

★痰分泌的量

最後，再看看痰分泌的量，它一定程度上表示病情的嚴重程度。少量的痰，多表示病在上呼吸道及氣管，程度上不十分嚴重；如痰量增加，表示病情逐漸加深，病位也朝肺部擴展。若出現大量痰液，病情一般不妙，可能是肺膿腫、肺結核併發空洞、支氣管擴張……。

痰量由少變多，是病情惡化的現象，相反，如由多變少者，是一種好現象，是朝向康復的表示。

大便異象顯病機

大便正常與否，與健康有直接關係，這是大家都肯定的。但問題是，當它出現異常時，表示發生了什麼問題？哪部分的器官出了事？當瞭解了這些，我們每次從大便中，可以得到有關身體健康的訊息。

大便異象主要有下列幾種：

一、大便次數；

二、大便顏色；

三、大便外形。

1. 從大便次數看疾病

每天大便一次當然是最正常、最好的現象，但如果超過一次，或三、四天才行便一次，這表示什麼毛病呢？

嚴格地說，並非絕對的每天一次大便才爲正常，有時一天二次，但便質正常者，也不必害怕。有人每二天才一次大便，數年如是，並沒有什麼毛病出現，這些算是變異中的正常。但若每天超過三、四次，或每隔三、四天才行便一次者，這是病態了。從不同的次數和情形，可測出不同的毛病。

一天大便次數太多，大家稱爲腹瀉。腹瀉除了次數多之外，糞質一般稀薄或水狀，也有些會有未被消化的食物殘渣，或一些黏液物。

腹瀉分急性和慢性二類。

急性腹瀉最常見的，是食物中毒，或急性腸道感染；我們可根據腹瀉的次數、便質和伴症，區分病變的位置。

如果每天腹瀉從五、六次或十次以上，糞便稀如水樣，量多色黃者，可能是小腸急性炎症所致。若腹瀉次數更多，甚至超過二十次者，糞便量少而混有黏液，或帶膿血，並往往伴有明顯腹痛者，可能是結腸急性炎症所引起。

慢性腹瀉是指超過二個月以上的長期或間歇性腹瀉。這多數由於慢性腸道細菌感染所致，也有些是因腸腫瘤、腸慢性炎。有時肝硬化、長期黃疸病也會有慢性腹瀉現象。

無論如何，超過二個月的腹瀉，一定要請專科醫生檢查，把隱因徹底查出。

有些病人，經多位專家檢查，仍找不到慢性腹瀉的眞相，這是什麼原因呢？這可能是腸道機能性衰弱有關，大腸無法發揮其正常功能，不能將糞液中的水份吸收，於是出現長期性腹瀉。這一類中醫稱爲「脾虛性水瀉」，多用補胃溫脾之法，有良好的效果。

2. 從大便顏色測疾病

大便的顏色，在一定程度上受不同食物所影響，如過多的蔬菜令大便出現黃綠色，過多的肉類令大便變成深褐色，吃動物血變黑色。這是正常現象。但如果食物平衡正常，而大便長期出現某特定顏色者，可能是身體病變的訊號。便色不同，表示不同的毛病。

大便出現紅色，如果是鮮紅色，多表示直腸或肛門的毛病；便後仍有鮮血滴下者，多為痔瘡所致。若伴有肛門痛者，可能是肛裂。

大便外表附鮮血，便糞一便有凹下之槽者，可能是直腸有腫瘤、瘜肉、癌症。要請醫生作直腸檢查確定。

大便呈紅色，是深紅而醬樣者，可能是小腸或結腸病變。如急性出血性壞死性腸炎。

同樣是消化道出血，若出血位置較高者，如胃、十二指腸出血、胃炎出血、胃癌等，大便不是呈紅色，而是出現柏油樣的黑色。有時口腔及鼻腔出血，血液流到胃中，也會出現這柏油樣大便。有這類大便出現，應盡快請醫生找出原因給予治療。

有些大便如陶土或豆腐渣一樣，這是大便缺乏膽素所致，多見於膽的毛病，如膽管阻塞、膽汁排泄障礙、膽結石、膽道腫瘤。

大便如果出現深綠色，氣味腥臭無比，此乃金黃色葡萄菌引起腸炎所致，有些長期服用抗生素的人，也有此現象出現。

3. 大便形狀顯疾病

正常大便呈赤黃色，形狀成條，質地軟硬適中，如果便不成形，或過乾硬，都是不正常現象。

大便稀薄如水，大量射出者，多是食物不潔、食物中毒或急性腸胃炎所致。如果瀉下急迫和大量，患者出現失水狀態者，如皮膚皺縮、眼眶下陷、小便減少（或完全沒有），應小心是否患了霍亂，尤其是赴一些落後地區，更應留意這方面。

若大便稀薄，呈黃色，沒有上述之水樣和急迫，也並非大量瀉出者，應可能是慢性結腸炎所致。

有人大便過分細條，也有些呈現扁平者，這可能是直腸狹窄症。如大便出現一側凹槽狀，要小心檢查，是否直腸或肛門有瘜肉、瘤腫，或甚至大腸瘤，也有此現象出現，絕對不可輕視。

如果大便出現十分堅硬，不是呈條狀，而是變成塊狀、團狀，人們稱它爲「羊屎狀」，行便不十分暢快，要用力壓迫始能便出。這有二個可能，一是老年人或身體長期虛弱的人，因大腸失去應有的滑潤，造成大便困難，呈乾涸狀。第二種情形是食物問題，有些人吃肉太多，缺乏蔬菜水果和五穀食物，令體內澱粉和纖維不足，也會有這現象出現。這應從改善食物方面著手，不可偏食，尤其對蔬菜水果方面的全面進食，是可改善這不良現象的。

正常大便，有時會有少量的黏液，這不十分重要，但如大量出現時，表示可能患有腸炎、痢疾；有時血吸蟲病，也有該現象出現。我們還要小心觀察這些黏液的情形，有些是附著在大便表面，有些是混和在大便中，二者表示病灶的不同；前者，說明病灶是在大腸，後者，病灶是在小腸部位。

有些大便除出現黏液之外，還混著一些膿血。如果是量不十分多，而色鮮紅者，可能是細菌性痢疾；如血不多而色暗紅者，可能是潰瘍性結腸炎。若血量多，時間長者，應小心檢查是否結腸癌或直腸癌。

小便異象顯病機

小便是人體新陳代謝排出物之一，它的異常，可反映出體內許多器官和機能的疾病；換句話說，許多疾病，都會直接、間接影響小便的改變。

小便的異象，並不單獨表示腎及泌尿系統的毛病而已，其它許多毛病，甚至連精神、神經系統毛病，也會令小便出現變異。

小便異象主要有下列幾方面：

1. 小便的多少；
2. 小便的顏色；
3. 小便排出的情況。

1.小便的多與少

小便的多少，受許多因素所影響，如食物、飲水情形、天氣、出汗、運動。有時精神狀態也對它有一定的關聯。當然，某些疾病對它有直接的影響。

小便的多與少，分為次數和分量二方面，千萬不可將之混在一起。

小便次數多而量不多者，常見的是膀胱炎或尿道炎，它的特點是每幾分鐘便有急尿的感覺，小便量十分少，並且有疼痛（尿道）的感覺。有人日間問題不大，夜間卻出現尿意頻頻，而尿量很少者，可能患有前列腺肥大症或腎功能不全。尤其是超過五十歲的男人，更容易出現前列腺肥大症，應特別留意。

有一種是神經性尿意頻頻，尤其是一緊張時，更為嚴重，如考試時、上法庭時或見陌生人時，非馬上要上廁所不可。這一類是神經衰弱的症狀之一，應從神經系的手術和穩定方面治療。

小便次數多而量多者，應小心是否患了糖尿病或尿崩症。糖尿病除小便多外，還伴有多飲水和多食之所謂「三多」。尿崩症發作急遽，排尿量比糖尿病多很多，出現這情形，應馬上到醫院急救。

尿少，同樣分次數和量二種。

尿次少者，有些是生理現象，如出汗過多、飲水太少、食鹽過多、病理性尿次少者、有發高熱、腎功能衰竭。有時某些腦及脊柱病變，造成排尿神經損傷時，也會出現嚴重的無尿意現象。

有尿而量少者，要留意是否患有急性腎炎，此病伴有發熱、疲倦、浮腫、喉痛等症狀。此外，充血性心力衰竭，也會有此情形出現，病狀上兼有：心悸、氣喘等明顯心臟病症狀。

2. 尿色透病機

正常小便應是淺黃色而透明。有時受食物、飲料、出汗情形，種種影響，顏色會有改變，但大體上只是顏色深淺改變而已，如果小便顏色出現巨大的改變，如變為乳白、鮮紅、橙黃等，是不正常的現象，表示身體發生某些疾病。

★乳白色

小便出現乳白色，如稀釋了的牛乳，或成米湯樣，十分混濁，這表示小便中可能存有大量細菌或蛋白，可能是腎盂炎、膀胱炎或泌尿系統結核病。這些多數伴有水腫、疲勞乏力等症。

也有較少數前列腺炎及絲蟲病者，出現乳白色尿的現象，但不會有上述伴症出現。

★紅色

如果小便出現紅色，分有深紅、淺紅和暗紅等不同。這都表示尿中有紅血球的現象，是不正常的。我們稱它爲血尿。血尿多見於腎、輸尿管或膀胱結石所引起；它的特點是尿色鮮紅，伴有劇烈的疼痛（小便時）。其它一些腎病也有血尿出現，如腎炎、腎盂炎、膀胱炎，以及腎癌、膀胱癌，也會有此現象出現。所以，無論情況嚴重與否，一有血尿，一定不可大意，需馬上請醫生診查爲要。

★變黃、深黃

尿色變黃、深黃者，要考慮是否患有黃疸，黃疸是患病毒性肝炎、肝硬化、膽石症的必然症狀之一。換句話說，一出現黃尿，必須特別小心肝、膽的毛病。有人長期服用維他命B_{12}丸，或食胡蘿蔔後，也會有黃尿出現，這當然與肝、膽無關。

3. 排尿異象與疾病

健康人完成排尿的過程，應是自然暢快的感覺，如果排尿不暢不順，或有疼痛感覺，或無法正常控制者，都是不正常現象，是某些疾病的症狀之一。

★排尿不暢不通

最常見的，是排尿不暢不通。雖有尿意，但排出時有困難，尿線細小不續，要用力壓迫始能排出，排尿時間很長，排尿後，還有餘尿不清的感覺，有時排完後仍有尿液滴出。這現象出現，可能是患前列腺肥大症，尤其是五十歲以上的男人，最易有此病出現。

此外，晚期前列腺癌、尿道狹窄也會有這現象出現。

如果排尿初覺可以，後突然中斷，並伴有疼病者，應可能是膀胱結石作怪。

★排尿疼痛

排尿時出現疼痛，除膀胱結石外，膀胱炎及尿道炎，也會有排尿疼痛，但不會突然排尿中斷。從疼痛的不同情形，可區分不同地區的發炎；如果炎症在尿道前部者，會出現一開始排尿，馬上出現疼痛；若炎症是在膀胱或尿道後面者，則在排尿將近結束時，方出現疼痛。

還有一點，可區分結石或炎症不同引起的疼痛：結石所引起的疼痛，會向下腹或腰尾骨放射，如觸電一樣劇痛。後者則否。

★小便失禁

有一種令人十分尷尬的，是小便失禁。健康人的膀胱有控制尿的排出能力，當膀胱中尿量到某程度，造成壓力，有了尿意，在適當時方排出。如果膀胱失去這控制能力，小便便不由自主遺下來。

出現失禁主要有二類毛病，一是病人膀胱失去收縮的能力，如後期的前列腺肥大、前列腺癌，或因外傷，尤其是某些盆腔手術或腰脊手術後遺症。這一類失禁，病者完全無知覺似的，直至小便流了出來，方知「出事」。

另一種失禁，是有尿意、有感覺，只是控制不住，一有尿意，小便便溢出。我們稱它爲「尿急性」失禁，引起這類失禁者，多是膀胱及尿道毛病，如膀胱結石、膀胱腫瘤、輸尿管結石、尿道炎症。這類失禁的另一特點是，往往伴有疼痛。

有人在用力、咳嗽、大笑時會出現失禁，這是膀胱括約肌鬆弛無力之故，中醫稱爲氣溢所致，對它有良好治療效果。

★遺尿

還有一種非正常的現象，是遺尿。睡覺時不由自主的排尿。這當然指成年人，不包括嬰兒和小童。這現象多與神經系統有關。有些人十分容易緊張、敏感，容易有這現象，一些老年人因腦功能衰退，也會有這情形出現。

一些疾病缺乏良好治療，也會演變爲遺尿，如包皮過長、尿口狹窄、外陰炎、陰道炎、精神失常……。如果長時間出現遺尿，一定要找醫生檢查，不可因爲難於開口而疏忽。

附錄

癌症早期十個警告訊號

七個常見癌症的早期簡明症狀

癌症早期十個警告訊號

癌是人類的最大敵人，是殺害人類最凶惡的劊子手；它之所以如此凶惡無敵，最主要原因，是癌的早期十分難以發現，以目前的醫藥條件而言，如果能及時早期發現，我們是有把握戰勝它，能把它完全消滅的！

問題在，如何能及時、早期發現它的跡象。

有人每年到醫院檢查一次，這是一個好辦法，但更好的辦法是，除醫生檢查之外，本人也時時提高警惕，小心身體的任何變化和微小的症狀，當發現有異常時，馬上作徹底檢查，這也可作爲醫生常規檢查的資料之一。

下面，綜合各癌症，列出一些早期出現的症狀——訊號，如果出現所述一種或一種以上訊號時，應馬上請醫生作徹底檢查，將癌細胞扼殺於萌芽時候。

癌症早期十個警告訊號

1.身體任何部位出現腫塊，特別位置是：乳部（包括男女）、頸部、腹部；如果出現超過二個星期沒有消退，或不單沒有消退，甚至有增大者，是一危險訊號。

2.舌頭、口腔、下陰黏膜或皮膚，如果出現潰瘍，長期不能癒合，如超過二個星期，是不良的訊號。

3.長期消化不良，醫生開出有關藥物服用，也未見效果。長期出現食慾不振，有胃脹、氣頂現象，或口味突然改變！加上體重逐漸下降者，應馬上請醫生作有關檢查。

4.長期吞嚥困難，吞食時有壓迫或梗噎感，並伴有隱痛（胸骨位置）者，雖沒有其它症狀出現，也要作有關檢查。

5.咳而無痰、長咳不癒，或偶然有少量血痰者；若伴有聲音嘶啞，更是危險的訊號。

6.長期出現「無故」耳鳴、鼻塞、鼻血（多少無關），甚至伴有視力減退、目光呆滯，或伴有頭痛者，若超過三個星期，是危險的訊號。

7. 大便習慣突然改變，每天次數增多或便祕及瀉肚交替，間中出現便血者，應馬上作有關檢查。

8. 小便習慣突然改變，頻尿或排出困難，或排出疼痛，甚至出現血尿者。

9. 月經異常，或經期外出現陰道出血，特別是性交後出血者，更是危險的訊號。

10. 不明原因，長期出現疲倦乏力，下午或黃昏出現低熱、消瘦——體重「無論」下降或超過五磅或以上者。

上述十種情形，都是身體發出不妙的訊號，當然，許多經檢查，發現並非癌症，是其它器官毛病，那應賀喜你了，這樣，你一點損失也沒有，要是不幸查出是早期癌症，那也不必過分害怕，因「早期」二字，已是可以治癒的巨大因素之保障！

七個常見癌症的早期簡明症狀

許多癌症，早期症狀並不十分明顯，但如果特別小心留意，是有些跡象可循的，有些看似無關，也不能疏忽。無論什麼症狀和現象，最主要關鍵在時間的「長期」二字，也就是說，任何症狀與異常，如果長期出現，不會改變，而又找不到原因時，應該特別留意。下面我們所談的常見癌症的早期症狀，它們的共同特徵是：「長期」，長期存在！

1. 肺癌

1. 咳嗽：主要是長期乾咳；
2. 痰中帶血或極少的血絲；

3. 胸痛、背痛；
4. 低熱長期持續不退，服用退燒藥也無效；
5. 無端出現關節痛；
6. 皮膚搔癢；
7. 疲勞、精神不能集中。

2. 胃癌

1. 上腹劍突骨之下出現隱痛，進食時更明顯；
2. 長期胃脹有氣；
3. 食慾衰退；
4. 對食物的喜惡突然改變——平時喜愛的食物，變成不喜歡，而喜食用以前不愛的東西；
5. 偶然出現噁心嘔吐；
6. 大便習慣改變——便祕或便瀉，或兩者交替出現；

7.服用一般胃藥完全不能改變上述症狀。

3.食道癌

1.吞食過冷、過熱、過硬或過酸的食物或飲料時，感到胸骨後有壓迫感、刺痛或灼痛或隱痛感；

2.吞食食物時，能明顯「覺察」到食物由口腔向下通過食道的「過程」（這是健康人所不能感覺到的）；

3.有吞嚥不暢的感覺。

4.肝癌

1.全身倦怠，即使睡眠十分正常，第二天仍充滿倦意；

2.右上腹或心窩附近有脹悶感，這感覺長期存在；

3.食慾減退；

4.經常無故噁心、反胃，飯後出現胃脹。

5.乳癌

1.乳部單側出現硬塊，而且有增大的現象；
2.乳頭出現下陷；
3.乳頭有不明的分泌物滲出。

6.子宮癌

1.非月經期出現陰道出血，無論多寡，都應留意；
2.性交時，有出血現象；
3.白帶常有紫紅、深褐色。

7. 腸癌

1. 大便有黏液附著；
2. 排便時，感肛門深處有痛楚；
3. 出現排便困難；
4. 便後有殘便不清的感覺；
5. 便意頻頻。

觀象察病——如何解讀疾病的訊號　　元氣系列 19

作　　者／姚香雄
出 版 者／生智文化事業有限公司
發 行 人／林新倫
執行編輯／晏華璞
登 記 證／局版北市業字第 677 號
地　　址／台北市新生南路三段 88 號 5 樓之 6
電　　話／(02)2366-0309　2366-0313
傳　　真／(02)2366-0310
網　　址／http://www.ycrc.com.tw
E-mail／tn605541@ms6.tisnet.net.tw
郵撥帳號／14534976　揚智文化事業股份有限公司
印　　刷／科樂印刷事業股份有限公司
法律顧問／北辰著作權事務所　蕭雄淋律師
ISBN／957-818-339-9
初版一刷／2001 年 11 月
定　　價／200 元

總 經 銷／揚智文化事業股份有限公司
地　　址／台北市新生南路三段 88 號 5 樓之 6
電　　話／(02)2366-0309　2366-0313
傳　　真／(02)2366-0310

國家圖書館出版品預行編目資料

觀象察病：如何解讀疾病的訊號／姚香雄
著. --初版. --台北市：生智，2001[民 90]
面；　公分. --（元氣系列；19）

ISBN 957-818-339-9（平裝）

1.診斷 2.症候學－通俗作品

415.21　　　90017010